書下ろし

ここ10年で、これだけ変わった!

最新医学常識99

池谷敏郎

祥伝社黄金文庫

はじめに

「コレステロール値は、高いほうが長生きできる」（02参照）
「睡眠薬は、ボケるから飲んではいけない」（79参照）
「血圧の薬は、一度飲んだらやめられなくなるから飲まないほうがいい」（28参照）

こんな話を人から言われたり、逆に、あなたからアドバイスしたことはありませんか？　まことしやかに噂されるこの手の健康情報は、突き詰めてみればその出所もはっきりせず、そのほとんどが科学的根拠も曖昧《あいまい》です。

実際に、軽い安定剤で快適な睡眠を維持していた壮年男性は、ある時「睡眠剤を飲んでいると早くボケる」と言われ、内服を中止。それからは夜眠れない日が続き、趣味にも熱が入らなくなり、1日中ぼんやりと過ごすようになりました。

高血圧の老婦人に至っては、もっと気の毒です。治療の継続が必要でしたが、「一生飲み続けることになるから」と内服を中断。その2カ月後に脳卒中を発症し、車いすの生活を送っています。

また、近年、「コレステロール値は高いほうが長生きする」との研究報告が紙面をにぎわせました。すでに治療を中止してしまった人もいるのではないでしょうか。しかし、現在、この研究の科学的根拠を疑問視する意見も多く、この結果を鵜呑《うの》みにするのはたいへん危険です。

医学はめまぐるしく発展し、健康に関する情報は、毎日のようにマスメディアに取り上げられ、巷《ちまた》にあふれかえっています。外来にも、そんな新しい情報を持った患者さんが次々とやって来られます。

しかし、いままでの医学常識が、ひとつの発見により一夜にして覆《くつがえ》されることもあります。昔から体によいと思っていたことが、じつは逆効果であったり、人から教えてもらった健康法が、医学的根拠のない危険なものだったりすることも多々あります。

私は医師になり、24年めを迎えました。とくに開業医となって臨床に従事するようになって以来、患者さんの訴えや疑問には、誠心誠意答えるように努めています。そして、一般に考えられている医学常識の誤りや勘ちがい、さらには思い込みによって、じつに多くの人々が翻弄《ほんろう》されていることに気づかされます。

本書では、現代のもっとも新しい医学常識を基《もと》に、臨床の現場でよく遭遇する勘ちがいや思い込みを正し、知っているとすぐに役立つ健康の最新情報まで、わかりやすく解説しました。

まずは、あなたの知りたい項目からお読みください。そして、その情報を、あなたの新しい医学知識として自らの健康維持に役立てるとともに、大切な人へもお伝えいただけたら幸いです。

二〇一一年三月

池谷《いけたに》　敏郎《としろう》

目次

2章 生活習慣

3章 食事

4章 体質

5章 風邪

6章 ケガ・外傷

7章 病気

8章 がん

9章 薬

10章 病院・検査

11章 歯・口腔《こうくう》

装　幀／盛川和洋
資料協力／佐々木重之
本文図版／ＤＡＸ

1章
最新の医学常識ベスト10

01 花粉症に一発で効く安全な注射がある？

答え ✕

スギやヒノキの花粉が飛び始めると、強烈なくしゃみ、鼻水、鼻づまり、涙目、かゆみなどに襲われる人が多くなります。いまや「国民病」とも言われる花粉症です。花粉症とは文字どおり、草木の花粉をアレルゲン（原因物質）とするアレルギー症状で、一度かかると、完全な治療（根治）はいまのところ困難です。

このため、治療は患者さんの症状に応じて薬を用いる対症療法を中心に、鼻の粘膜をレーザーで焼灼《しょうしゃく》して花粉の付着を防ぐレーザー療法や、アレルゲンに体を徐々に慣らしていく「減感作《げんかんさ》療法」（57で詳述）などが行なわれています。

このようななか、「1シーズンに一度打つだけで、症状が出ない」という全身ステロイド注射が、花粉症の患者さんの間で話題を集めています。

「あの苦しい症状が一度の治療で抑えられるのなら、ぜひ試してみたい」と言う患者さんの気持ちは十分に理解できますし、実際にステロイド注射を受けたいと来院される患者さんも多いのです。

この注射は、ステロイドホルモンが配合された持続性のある薬剤です。ステロイドホルモンは体の免疫機能を抑制し、体に侵入した花粉を追い出そうという働きを抑えるため、アレルギー症状は軽減されます。

ただし、ステロイドホルモンは花粉だけではなく、細菌やウイルスなど他の異物に対する体の防御反応も同時に抑制してしまいます。つまり、花粉症の症状を抑えるいっぽう、他の感染症を引き起こす恐れも高くなります。また、持続的にステロイドホルモンが効いていると、本来、ステロイドホルモンを分泌する副腎《ふくじん》皮質《ひしつ》の働きが抑制されます。その結果、ホルモンバランスが崩れて、肝臓障害、更年期障害、むくみ、生理不順、さらには精神変調といった重い副作用を招く可能性が出てきます。

したがって、「花粉症に一発で効く薬」はありますが、「安全な薬」はありません。対症療法に用いられるステロイドが配合された塗り薬や点鼻薬は、医師の指示にしたがい使用すれば問題ありませんが、持続性のあるステロイド剤の全身投与は、けっしておすすめできません。

02 コレステロール値は高いほうがよい？

答え ✕

健康診断などで、「LDL（悪玉）コレステロール値が高いので要再検査」と判定されたことはありませんか？　コレステロールとは、細胞膜やホルモンの原料となる脂質《ししつ》ですが、この値が高すぎると「脂質異常症」と診断されます。そして、LDLコレステロール値が高いと将来的に動脈硬化を招き、脳梗塞《のうこうそく》や心筋《しんきん》梗塞を引き起こすリスクが高まると考えられてきました。

ところが、二〇一〇年九月、日本脂質栄養学会が「LDLコレステロール値が高いと死亡率が下がる！」と発表したのです。これは、おもに神奈川県内の住民約2万6000人を約8年間追跡した観察研究にもとづくもので、「男性はLDLコレステロール値が100未満の人は死亡率が高く、女性は120未満だとやや高い。したがって、コレステロールは下げる必要がない。高いほうが安全だ」というものです。

従来の定説と真っ向から対立するこの発表は、日本医師会や日本医学会、とくに、日本動脈硬化学会の猛反発を招きました。同学会は二〇〇七年にＬＤＬコレステロール値が１４０以上などであれば、脂質異常症とする診断基準を発表しています。そして、大規模な臨床試験により、「脂質異常症の患者を、コレステロールを下げる薬を飲む人と飲まない人に分けたところ、薬を飲んだほうが心筋梗塞などの冠動脈の病気が起こる確率が3割も低い」としていたからです。

このような医学界の混乱は、脂質異常症の患者さんたちにも動揺を与えています。なかには「コレステロールを下げる薬はもう必要ない」と独自に判断し、服用をやめてしまうケースも目立ちます。しかし、日本脂質栄養学会の発表には科学的根拠が薄いと言わざるをえず、そのまま受け入れることはできません。このレベルの研究で、ＬＤＬコレステロール値が高いほうが長生きとするのは危険です。

脂質異常症の患者さんは主治医とよく相談し、服薬を判断してください。けっして医師に黙って薬をやめないようにしてください。最近、頸動脈《けいどうみゃく》エコーや脈波検査などにより血管の動脈硬化度（血管力）を診断することも可能になりました。この結果から、治療法を検討してもらうことも有用です。

03 最新！ 糖尿病の画期的な新薬が開発された？ 答え○

二〇〇九年十二月、国内では10年ぶりに糖尿病の新薬が発売され、糖尿病の患者さんをはじめ医師たちの大きな注目を集めました。この新薬は、日本ではじめて承認された「インクレチン関連薬」で、これまでの糖尿病の常識を超えたとまで言われています。

インクレチンとは、食後の血糖値が上昇しそうな時に小腸から分泌され、血糖値を下げるインスリンの分泌を増やし、逆に血糖値を上昇させるグルカゴンの分泌を抑制して血糖値の上昇を抑える働きをするホルモンです。このようなインクレチンの作用を高めるように開発されたものが、インクレチン関連薬です。

従来の薬やインスリン注射は、副作用として生じる低血糖や体重増加が悩みの種でした。しかしインクレチンには、その人の血糖値に応じてインスリンの分泌量を調整する作用があり、原則として低血糖による冷や汗や動悸《どうき》などの不快な症状を生じさせずに、血糖値を下げることができます。これは糖尿病治療薬としては画期的な特徴と言えます。

さらに、膵《すい》β細胞を保護し膵臓機能を回復する、体重減少が期待できるという効果に加え、心臓機能の向上、動脈硬化の抑制作用までもが報告されています。

インクレチン関連薬の登場によって、これからの血糖コントロールが飛躍的に容易になり、将来的にインスリン注射を使わなければならない患者を減らすことができるかもしれません。さらに、インクレチン関連薬を用いた治療には、長期的な糖尿病の経過を改善させる可能性のみならず、初期の糖尿病からその前段階の状態へ、そして最終的には正常の状態まで回復させる可能性までもが期待されています。

アメリカやヨーロッパでは、すでに6年以上前から使用され、現在は80カ国以上、のべ1000万人以上の方に処方され、そのすばらしい効果が確認されています。糖尿病の治療法は日々進化しています。近い将来、膵臓の機能を完全に回復させる新薬が登場するかもしれません。各製薬メーカー、研究機関の開発を待ちましょう。

04 発見！ 寝れば寝るほど疲れる病気がある？

答え ○

酒好きでもなく、肝炎ウイルスに感染しているわけでもないのに肝臓を傷め、長い年月をかけて肝硬変から肝臓がんに至る病気をご存知ですか？

それは、「非アルコール性脂肪性肝炎（ＮＡＳＨ）」という聞き慣れない病気です。日本では現在成人の１％、約１５０万人が罹患していると言われ、今後ますます増加すると予想されています。

ＮＡＳＨの原因については、まだ不明な点も多いのですが、ひとつだけはっきりしていることは、ＮＡＳＨが脂肪肝から発症するということです。

お酒の飲み過ぎ以外にも、清涼飲料水の飲み過ぎや食べ過ぎ、さらに運動不足により、肝臓の細胞に中性脂肪が過剰に溜《た》まった状態が脂肪肝です。脂肪肝は、初期の状態ではほとんど無症状です。しかし、悪しき生活習慣をそのまま続ければ、脂肪肝が進行し、やがて倦怠感《けんたいかん》などを自覚するようになります。

だるいから寝る、甘い栄養ドリンクを飲みながらなんとか1日過ごしては、また寝る。すると、疲れが取れるどころか日増しにだるくなり、脂肪肝は肝炎へ、やがて繊維化が進んで肝硬変、肝臓がんへと悪化してしまいます。

糖尿病、脂質異常症、メタボリックシンドロームなどの生活習慣病の人は、NASHに移行する可能性が高いとされ、とくに高血圧があると、肝臓の繊維化が促進されるので要注意です。

脂肪肝の治療で、もっとも重要なのが食生活の改善と運動です。まず、摂取カロリーを減らして、栄養バランスのよい食事を心がけましょう。アルコールはもちろんですが、糖分や炭水化物は中性脂肪の原料となるので、くれぐれも摂り過ぎないようにしてください。

エネルギーを効率よく消費するには、ウォーキングや水泳などの有酸素運動が最適です。脂肪肝の多くは、こうした食生活の見直しと運動習慣により改善できます。

肝臓は「もの言わぬ臓器」と呼ばれ、悪化するまでなかなか症状を現わしません。「疲れが取れない」と言うあなた、NASHではありませんか?

05 証明！ 運動をすると風邪を引きにくくなる？

答え ○

「子どもは風の子、元気な子」と、誰でも一度や二度は言ったことがあるでしょう。子どもに対し、活発な運動による健康増進をすすめる諺《ことわざ》です。また、寒い季節にもかかわらず、「外で遊びなさい」と昔は親から言われたものですが、これも親の誰もが〝運動が風邪を予防する〟と経験的に知っていたことにほかなりません。

ところが、この〝経験〟が、米国のアパラチアン州立大学人間行動研究所ニーマン博士らの「前向き疫学調査」で、二〇一〇年に科学的に裏づけられました。前向き疫学調査とは、ある因果関係を将来にわたって調査する疫学研究のひとつの方法です。

博士の調査は、18〜85歳の男女1002例（女性60％、男性40％）に対し、運動回数とその強度を10ポイントのスケールで自己評価をしてもらうとともに、食事や最近感じたストレス、生活習慣などの免疫機能にかかわるファクターを調査したものです。

それによると、ウォーキングやジョギングなどの有酸素運動を週5日以上行なっていたグループ（215例）は、ほとんど運動をしないグループ（週1回以下・341例）に比べ、過去12週間に風邪にかかった日数が43％減少していたということです。

また、健康に対する意識（自己評価）が高い人は、低い人より罹患率が46％低下し、風邪の症状スコア、重症度スコアも32～41％の大幅な低下が認められたとしています。

「この結果は、年齢、教育レベル、結婚、性、ストレスレベル、体格、くだものの摂取状況などのファクターを補正して得られたもの。また、加齢、男性、既婚などのファクターも、風邪の発症回数の減少と関連性が認められたが、健康への自己評価の高さと運動回数がもっとも有意な関連性を示す」と同博士は述べています。

少しわかりづらいかもしれませんが、要は子どもに限らず大人も運動を行ない、高い健康意識を持つことが、風邪の予防と症状の軽減に有効だということです。

結論はあたりまえのようなことですが、この種の研究報告がほとんどなかったことを踏まえると、この調査は風邪に対する有意義な疫学研究だと思います。

06 痛風でもビールを飲んでもよい？

答え ○

風が当たるだけで痛む、ということから名づけられた痛風。足の親指付近などが赤く腫《は》れあがる発作時の痛みは七転八倒するほど激烈で、かのレオナルド・ダ・ヴィンチ、ニュートン、ダーウィンなど歴史上の偉人も苦しんだと言われています。

患者さんの98％以上は男性で、30歳代を中心に60歳代まで幅広く分布しています。40年ほど前は、50歳代に一番多い典型的な〝おじさんの病気〟でしたが、食生活の変化などを背景に低年齢化が進み、いまでは20歳代の発症も珍しくありません。

発症原因は、尿酸値の上昇です。尿酸は人間の生命活動上、遺伝とエネルギーの根源をつかさどるプリン体というもっとも重要な物質の老廃物です。この〝ゴミ〟の処理がうまくいかないか、体のなかで大量に作られると、血液に溶け込めない尿酸が出現し、ナトリウムと結合して尿酸塩という結晶が作られます。その異物を白血球が追い出そうと攻撃する時、あの激烈な発作に襲われると考えられています。

したがって、プリン体を多く含む食品は、痛風ではNG。とくに、アルコール類のなかでプリン体の一番多いビールは、いままで大敵と考えられてきました。

ところが、痛風専門医で、自らも痛風にかかった元鹿児島大学病院内科納光弘《おさめみつひろ》教授の体を張った実験により、「プリン体の多いものを避けることを主体とした従来の食事療法は、それほど重要ではない」ことがわかったのです。

同教授が行なったビール、日本酒、焼酎、ウイスキーなどの飲酒量と自らの尿酸値の計測実験では「どの酒もたくさん飲めば尿酸値は上がる。つまり、酒類のプリン体含有量よりアルコールの摂取量こそ問題。ビールは他の酒に比べればプリン体は多いが、アルコール濃度が低いので痛風に悪いというのはまちがい。むしろ、尿量が増して、合併症のひとつの尿路結石《にょうろけっせき》を作りにくくするなどのメリットもある。プリン体含有量だけでとらえれば、1日ビール大瓶3本までなら問題ない」と、されました。

ただし、アルコール摂取量を考慮すると、1日大瓶1本以内までが理想です。アルコールと尿酸値の関係には個人差もあり、飲み過ぎは厳禁です。定期的に検査を受けることも大切です。

07 前立腺肥大の薬で、ハゲにも効く薬がある？

答え ○

「バイアグラ」という薬をご存知ですね。バイアグラは当初、抗狭心症薬《こうきょうしんしょう》として開発が進められました。残念ながら、臨床試験でその有用性は認められませんでしたが、思わぬ副作用が生じ、いまでは「ＥＤ治療薬」としてすっかり定着しています。

じつは、前立腺肥大症の治療薬にも、育毛やハゲ治療に効果的だと話題を集める薬があります。前立腺は、排尿や生殖にかかわる男性特有の臓器ですが、前立腺が肥大すると頻尿、尿漏れ、排尿困難、残尿、尿閉といった障害が現われます。

原因はいまだにはっきりしていませんが、50歳代以上に多発することから、「男性ホルモン」と「加齢現象」が発症に大きくかかわっていると考えられています。おもな治療は、根治が期待できる外科手術と、薬で症状の改善を図る薬物療法です。

前立腺肥大症の治療薬には、さまざまな種類がありますが、「育毛効果」が認められているのは、「デュタステリド」という男性ホルモンの働きを抑える薬です。

この薬は、男性ホルモン（テストステロン）をより活性の高いジヒドロテストステロンに変換する5α還元酵素の働きを抑制し、肥大した前立腺の縮小と排尿障害を改善する薬です。

男性ホルモンはアンドロゲンとも言われるため、「抗アンドロゲン薬」というジャンルに属しています。ハゲや脱毛の原因にも、男性ホルモンが大きくかかわっています。このため、前立腺肥大症の治療薬である「デュタステリド」は、同時に頭髪のトラブル改善効果を持つ薬でもあるわけです。ただし、健康保険上の適応症はあくまでも前立腺肥大症のみですのでご注意ください。

なお、日本皮膚科学会がこのほど発表した「男性型脱毛症治療のガイドライン」（82参照）でA評価を受けた「リアップ」は血管拡張剤であり、もともとは高血圧の経口薬として開発されました。しかし、髪を育成し、脱毛症を回復させる効果が発見されたため、一九八〇年代に外用薬として再発売されたという経緯があります。

このように、どのような薬にも主作用と副作用がありますが、副作用が注目を集める薬も珍しくありません。

08 身長の高い女性は乳がんになりやすい？

答え ○

「身長の高い人は乳がんになりやすい」偏見と言われそうですが、これは本当です。まず、乳がんはなぜ発生するのか？　これは残念ですが、まだ、はっきり解明されていません。ただ、乳腺《にゅうせん》の細胞は月経周期に合わせて分泌される女性ホルモン（エストロゲン）により、授乳していない時も分裂と増殖を繰り返します。もし、この時、乳腺の中の乳管という場所で〝乳がんの芽とも言える異常な細胞〟が生まれてしまうと、その6〜7割はエストロゲンの働きにより増殖します。

そして、乳管のなかで増殖した細胞は、やがて乳管を突き破り、周囲の組織の繊維とともに増殖しながらしこりを作り、さらに成長していくというわけです。

つまり、エストロゲンが乳がんと大きくかかわっているわけですが（別の因子で増殖する乳がんもあります）、じつはこのホルモンが成長期に分泌されると、身長が高くなりやすいと言われています。身長の高い人の乳がんリスクが高いのは、このためです。

最近、報告された国立がん研究センターのコホート研究（特定の地域や集団に属する人々を対象に、健康状態、生活習慣、環境などの関係を長期的に調査する研究）も、「身長が高いグループの乳がん発生リスクは、身長の低いグループより高い」と報告しています。

このほか、初潮年齢が低い（早い）、閉経年齢が高い（遅い）、出産経験がない、家族が乳がんになった人なども、長期間、大量のエストロゲンにさらされている可能性が高いためハイリスク群に含まれます。また、太っている方は、閉経後もエストロゲンにさらされている可能性があるので注意が必要です。

いっぽう、まさかと思われるかもしれませんが、全乳がん患者の約1％が男性です。男性にも、乳腺は乳頭の下に退化した状態で残っているため、乳がんが発生するのです。しこりなどの自覚症状が現われたら、女性と同様に乳腺外来、乳腺外科などでマンモグラフィやエコー検査（ともに、74参照）を受けることをおすすめします。

09 最近の日本人は体温が低い？

答え ○

「微熱があって調子が悪い」という20歳代の患者さんに体温を測ってもらうと、36・7度でした。一般的な感覚では平熱ですが、この方のふだんの体温は35度後半から36度ということなので、微熱と感じてもしかたありません。

医学的には一般に37・5度以上を「発熱」と考えますので、この方の場合は発熱しているとは診断しません。ちなみに、発熱のうち37度台を「微熱」とし、39度以上を「高熱」とします。

最近、このような方が増え、日本人の「低体温化」が進んでいると言われています。50年ほど前の日本人の平均体温は、36度後半でした。いまは36度前後の人が多いという報告も出ています。このような事実を踏まえて、ふだんから体温を測定している人が平熱よりも1度以上高い場合には、発熱を疑うと言う医師もいます。

低体温化の背景として、食生活の変化、不規則な生活習慣、極端なダイエット、筋力低下による基礎代謝の低下、体のあらゆる細胞を働かせる甲状腺ホルモンの減少などさまざまな要因が挙げられていますが、はっきりしたことはわかっていません。

ただ、「冷えは万病の元」と昔から言われるように、体温が低下すると、体の至るところに数多くの影響が現われます。不眠、肩こり、腰痛、腹痛、頭痛をはじめ、免疫機能の低下を招くため、感染症にかかる可能性が高まります。また、がんや重篤な心臓疾患の発症リスクを2〜3倍にも高めてしまうこともわかっています。

さらに、1日の体温の変化グラフと突然死をした方の割合のグラフを重ね合わせると、外気温が下がり、体温がもっとも低い時間帯（午前3〜5時）に突然死が増加することも確認されています。寒冷刺激が交感神経を刺激し、血圧や心拍数を増加させ、血管事故の直接的な原因となる血管内の血栓を作りやすくするのです。まさに体温が低ければ低いほど、死につながる可能性が高いということです。

加齢にともない、脳心血管系の疾患の原因となる動脈硬化が進み、抵抗力も弱まります。とくにご高齢の方は、体温低下が重篤な疾患を発症する引き金となることも予想されるので注意してください。

10 ジェネリック医薬品は効きめが同じである?

答え ×

ジェネリック医薬品とは、特許権が消滅した先発医薬品について、特許権を持っていなかった医薬品メーカーが、その特許内容を利用して製造した、同じ成分、同じ効果を持つ安価な薬です。「後発薬」とも言われます。

医療費削減を目指す厚生労働省は、この薬の使用促進を図るため、二〇〇六年から処方箋の様式を変更、患者さんが希望し、医師の署名があればこの薬を使えるようにしました。

同年の調査によると、当初の処方箋どおりに調剤した場合に比べ、ジェネリック医薬品へ変更した場合の薬代は34%も低下した、ということです。薬代が安くなれば、患者さんの治療費負担が軽減し、国家レベルの医療経済も莫大なコスト削減が期待できる……。これが、この政策の要諦ですが、現実的に普及するまでには、まだまだ時間がかかると言わざるをえません。

なぜなら、臨床現場には、後発薬の効果について疑義を持っている医師たちもいるからです。「薬をジェネリック医薬品に変えたら、血圧が思うように下がらない。睡眠導入剤を使ってもよく眠れない」などと患者さんに訴えられ、元の薬に戻すケースも少なくないのです。

これは私見ですが、成分が同じ薬でも、コーティングの材料が少し違っていたり、製造工程の微妙な違いがあったりすると、体内での薬の溶け方や代謝時間、効きめは違ってくるのではないかと思います。

先発薬は長い年月をかけて開発し、臨床試験を経て、医療現場に導入されますが、ジェネリック医薬品は成分が同じということだけで、臨床的に同じ効果があるのかどうか十分に確かめないまま1～2年で承認されてしまいます。

薬効や安全性についても、新薬でエビデンス（医学的根拠）が確立しているから後発薬には必要ないということでしょうが、やはり、ここが一番問題ではないかと臨床医として感じます。

医療費の一番のコスト削減は、まず、病気で倒れないこと、病気になったら、すばやく、効果的に治すことだと思います。

ジェネリック医薬品がそれに寄与できるのか、医療関係者はもちろん、患者さんや読者のみなさんも注視する必要があると思います。

2章

生活習慣

11 睡眠時間は長いほどよい？

答え ×

言い尽くされてきたことですが、ナポレオンは3時間、エジソンは4時間、レオナルド・ダ・ヴィンチは1・5時間。これは、彼らの1日の睡眠時間だそうです。事の真偽はさておいて、偉人たちの睡眠時間は押しなべて短いようです。

ただし、医学的に見た場合、短すぎる睡眠はやはり問題です。

人間の自律神経には活動をつかさどる「交感神経」とリラックスをつかさどる「副交感神経」があり、両者がバランスを取り合って生命活動を維持しています。

ところが、現代人は交感神経が働き過ぎて、さまざまな体の不調につながっていると言われています。ならば、副交感神経の働きを高めてバランスを取ればいいわけですが、そのためには、言うまでもなく睡眠が重要です。

ただし、ダラダラと長時間寝ていればよいというわけではありません。やはり、睡眠の質が大切です。人間の体は、午後11～12時と午前2～3時の2回、睡眠中に成長ホルモンを分泌します。成長ホルモンは、がん化しかかった細胞の修復や病気の予防・改善など体のリフレッシュには欠かせないホルモンです。

さらに、睡眠には深い眠りの「レム睡眠（体が眠っている状態）」、「浅い眠りのノンレム睡眠（脳が眠っている状態）」があり、約90分ごとに交互に訪れますが、体と脳を十分に休ませるためにはそれぞれ2回必要だと言われています。したがって、成長ホルモンの恩恵を受け、レム睡眠とノンレム睡眠を2回ずつ取るとすれば、12時前に就寝し、6～7時間の睡眠が必要なのです。

睡眠研究の進むアメリカでは、興味深い研究が数多く報告されています。

たとえば、サンディエゴ大学の研究では「7時間睡眠の人たちが、もっとも死亡率、発病率が低い」としています。

また、「サイエンス誌」に掲載されたカリフォルニア大学の研究は「1日に必要な睡眠時間の違いは個々の遺伝子が関係し、最適な睡眠時間を決定している」というものです。「睡眠時間は短過ぎても、長過ぎても健康への危険が高まり、がんや心臓病の発症リスクが高くなる」という報告もあるようです。

12 寝返りできない枕は快眠につながる？

答え ×

「枕を高くして寝る」という言葉があります。心配事などが解消し、心おきなく寝ることができる、という意味で使われます。ただ、快眠のためにはおすすめできません。高めの枕を使うと首が曲がり、その姿勢で長年寝ていると、頸椎《けいつい》が圧迫され、頸椎捻挫《ねんざ》など骨格系の障害が発生しやすくなります。

また、気道が圧迫されるので、睡眠時無呼吸症候群をはじめとする「呼吸障害」が起こる可能性も出てきます。

さらに、問題なのは高い枕では寝返りを打てないことです。人間は睡眠中に何度も寝返りを打ち、凝り固まった体や昼間の疲れをほぐしています。元気な子どもほど激しく寝返りを打つのも、昼間の疲れを寝返りで解消しているからです。

したがって、快眠のための枕は、簡単に寝返りを打てる枕です。具体的には図のようにある程度低く、しっかりとうなじと後頭部をサポートできるもの。横になった時

快眠できる枕とは?

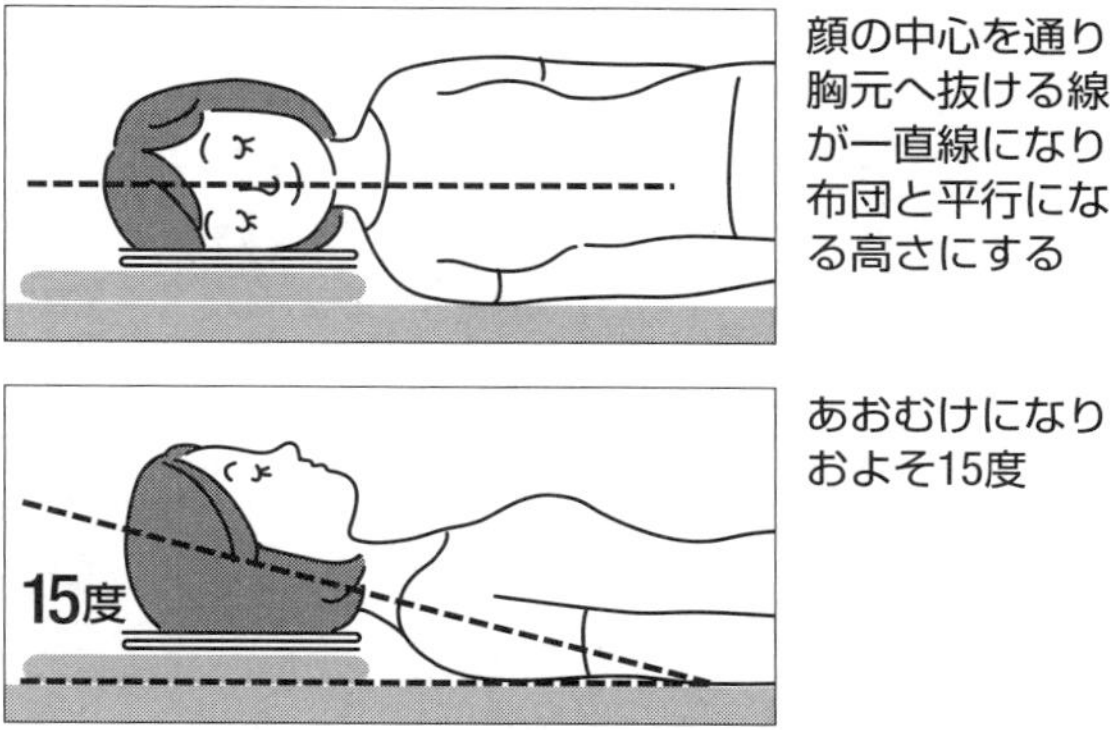
顔の中心を通り胸元へ抜ける線が一直線になり布団と平行になる高さにする
あおむけになりおよそ15度
15度

（NHK『ためしてガッテン』他より）

に、首から頭部の正中線が直線になる高さです。

いっぽう、「昼寝をすると、夜眠れない」と言う方が多いのですが、そのようなことはありません。昼寝をする時間帯と長さが問題なのです。

昼寝は午後1～3時の間に行ない、30分以内にとどめるべきでしょう。これ以上寝ると、体が覚醒するまでに時間がかかり、午後の仕事などに影響します。

また、一度深く眠ると概日《がいじつ》リズム（約24時間周期で変動する生理現象）が崩れ、本来の睡眠が浅くなりやすいと言われています。

13 水分は1日、1・5リットル以上摂る？

答え ○

以前、「ペットボトル症候群」が話題を集め、健康雑誌などのテーマにさかんに取り上げられたことがありました。これは、子どもや若者たちがペットボトルを手放さず、コーラやスポーツドリンクなどを頻繁に飲み続けるために糖尿病などの病気を発症しているというものです。

しかし、ペットボトルを持ち歩き、水分を少しずつ補給することは、医学的にまちがいではありません。問題は、糖分の多いコーラやスポーツドリンクなどペットボトルの中身です。ミネラルウォーターや麦茶などであれば、むしろおすすめしたい水分の摂り方だと思います。

というのも、人間は1日に2・5〜3リットルの水分を必要としています。そのうち食事で1リットル程度摂取するので、残りの1・5〜2リットルは、ほかから補わなければなりません。ただし、1・5〜2リットルの水分を一気に摂ると、尿になって排出されてしまうので、小分けにして飲むのが理想的と言えるのです。

では、なぜ人間は1日に2・5〜3リットルの水分が必要なのでしょうか。

じつは、暑くも寒くもない環境で安静にしているだけでも、呼吸のたびに水分は体外に排出されます。また、じっとしていても、体温調節のために汗を分泌しています。これを「不感蒸泄《ふかんじょうせつ》」と言いますが、それだけで1日0・9リットルもの水分を失っているのです。さらに、尿として1・4リットル、便に含まれる水分がおよそ0・2リットルありますから、その合計は2・5リットルというわけです。ここに運動や仕事などをして汗をかけば、さらに1リットル程度の水分が必要になります。

ビールなどで水分を補給しても、飲んだ分だけ水分補給できたことにはなりません。アルコールは利尿作用が強いうえ、アルコールを分解する際に大量の水を必要とするため、飲んだ分以上の水分を失ってしまうからです。同様に利尿作用のあるカフェインを多く含む飲みものもおすすめできません。

ただし、必要以上の水分の摂り過ぎは、腎臓に負担をかけるうえ、低ナトリウム血症（水中毒）につながることがあり、避けたほうが無難です。

14 水を飲めば血液はサラサラになる？

答え ×

「先生、どれくらい水を飲んだら、血液はサラサラになりますか？」

最近、〝ドロドロの血液〟〝サラサラの血液〟という言葉が独り歩きを始めたせいか、このような質問を患者さんから受けることが多くなりました。

私は、血液がドロドロになるメカニズムを説明し、「必要以上の水を飲んでもサラサラの血液にはなりません。ドロドロの血液をサラサラにするためには、食習慣、運動習慣を含めた生活習慣全般を見直すことが必要です」とお話ししています。

私たちの血液は、約55％の液体成分「血漿《けっしょう》（約90％は水分で、残りの10％はタンパク質、脂質、糖質、ミネラル、酵素など）」と、約45％の細胞成分「血球（赤血球、白血球、血小板など）」で構成され、体のすみずみまで張り巡らされた毛細血管を通って、すべての細胞に栄養と酸素を運び、老廃物や二酸化炭素を回収しています。

ところが、毛細血管の内径はおよそ7ミクロン（1000分の7ミリ）で、髪の毛の14～15分の1ほどの太さしかないのに対し、赤血球の横幅は約8ミクロン、白血球は10～25ミクロン、血小板は2～3ミクロンです。ですから、毛細血管の内径より大きい赤血球や白血球は、形を変えて毛細血管内をサラサラ流れていくのです。

血球が形を変える能力を「変形能《へんけいのう》」と言いますが、生活習慣の乱れにより血液中に糖質や中性脂肪が増加すると、過剰な糖質が糖タンパクとなり、血球の膜に付着してしまいます。すると血球の柔軟性が失われ、変形能も低下するうえに、血小板も凝集しやすくなるのです。

また、中性脂肪が増え過ぎると、消化の際の燃えカスが血液中に残ることがあります。この燃えカスが赤血球を壊し、血小板を凝集させます。さらに、ストレスなどで活性酸素が多くなると白血球がベタベタになり、血小板も凝集しやすくなります。

このような病的な状態の人の血液を、MC－FANという疑似毛細血管モデルを使った検査装置で観察すると、ドロドロになっています。しかし、ドロドロの原因は、極度の脱水状態でもない限り、水分不足によるものではないので、いくら水を飲んでから再検査してもサラサラになることはありません。

15 夜の頻繁なトイレ、尿漏れは前立腺の病気？

答え ○

男性なら避けることのできない加齢現象のひとつが前立腺肥大症。50歳以降の男性には、すでに発症している方がいらっしゃるかもしれません。

前立腺肥大症には、排尿困難、頻尿《ひんにょう》、尿意切迫・切迫性尿失禁、残尿・尿漏れ、血尿・精液に血が混じる、尿閉という六大症状があります。したがって、中高年の男性であれば、夜間の頻繁なトイレは前立腺肥大症の可能性が高いと思われます。

ただ、前立腺肥大症以外にもこの症状が認められる病気は少なくありません。たとえば、神経系のトラブルなどの原因で膀胱が過敏に反応してしまう、「過活動膀胱《かかつどうぼうこう》」もそのひとつです。

前立腺肥大症と同様に、尿意切迫や夜間頻尿が典型的な症状で、「就寝中にトイレに何度も行くため、不眠症になった」というようなケースもあるようです。

前立腺肥大症や過活動膀胱は、有効な治療薬が多く、薬物療法だけで症状を改善し、快適な生活を取り戻すことができるようになっています。また、内視鏡手術、レーザー手術の普及により、短期間の入院で完治させることも可能です。

ところが、夜間頻尿による不眠を訴える方のなかには、昼間や集中している時は、ほとんど尿意を感じないという方がいらっしゃいます。このような場合、安定剤を服用すると、就寝中の尿意で目覚めることもなく、朝まで熟睡できるというケースも少なくありません。

いっぽう、夜間頻尿は泌尿器系の病気だけが原因で起こるわけではありません。たとえば、鼻炎、いびき、咳《せき》などにより目が覚めると尿意を感じるという方は、それらの治療をするだけで夜間頻尿が改善します。

人間は夜間に目が覚めると、トイレに行きたくなるという習性があります。つまり、「トイレに行きたくなるから、目が覚める」のではなく、「目が覚めるからトイレに行きたくなる」というケースもかなり多いと考えられます。

ちなみに、人間の1日の排尿回数は、個人差があるので一概に言うことはできませんが、5〜9回が正常値。このうち、夜間に2回以上行く場合は頻尿を疑えます。

16 へそのゴマは取ってはいけない？

答え ✕

「へそのゴマは取ってはいけない」と子どもの頃によく言われたものです。当時は、「ああ、そういうものか」と深く考えもせずに納得していましたが、なぜ、取ってはいけないのでしょう。へそのゴマの正体は垢《あか》にすぎません。その垢を放置しておけば細菌に感染し、炎症を起こす可能性も捨てきれません。やはり、手入れをするべきです。

へそのすぐ下には、腹膜《ふくまく》があり、そのまたすぐ下には腸などの臓器が位置します。へそを傷つけると、腹膜炎などの重大な病気につながる可能性があるから、へそのゴマを取ってはいけないと言われたものですが、それは迷信です。

「へそは胎内で母親とつながっていた大切な場所」という意識が日本人には強いのではないでしょうか。〝へその緒《お》〟を桐箱で大切に保管して残す風習が、この意識を如実に表わしているように思います。

へその構造

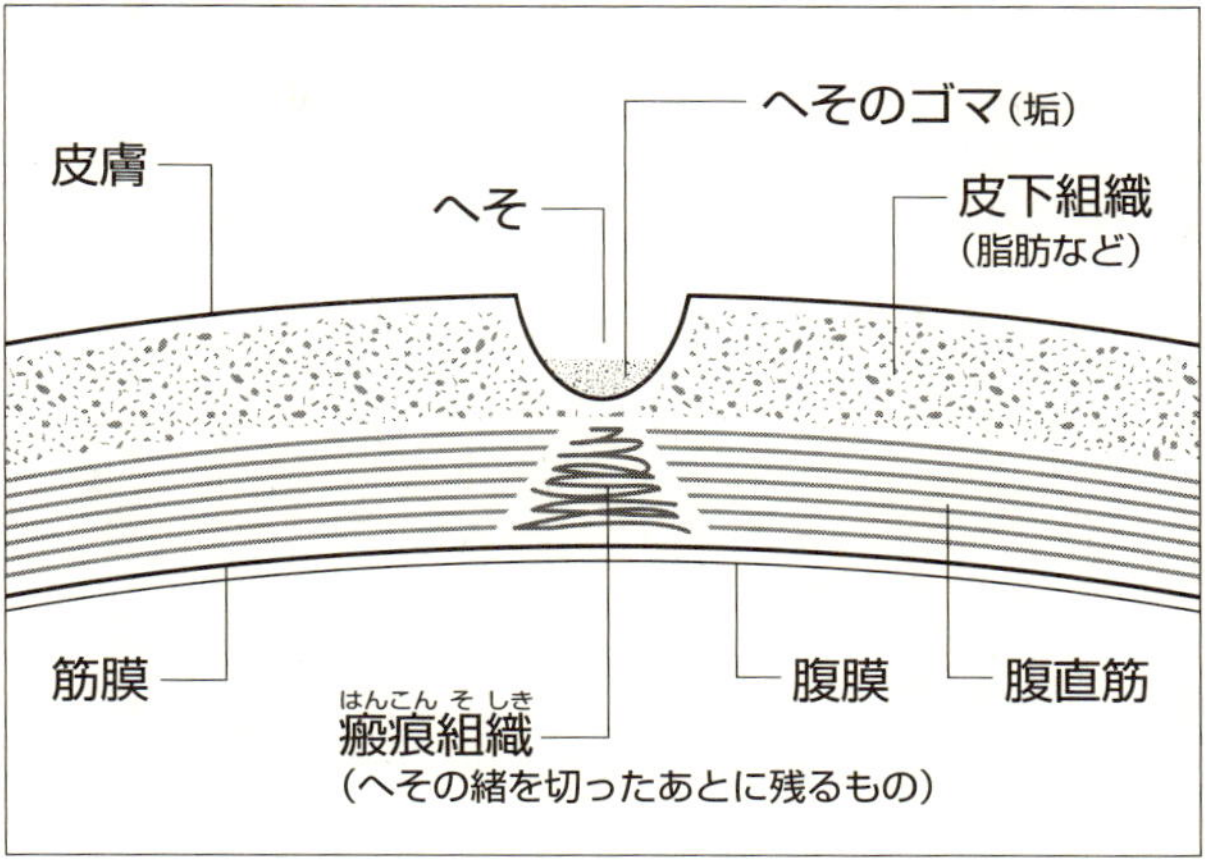

大切な場所であれば、なおさら清潔にするべきです。へそのゴマは綿棒にオリーブ油をつけて、やさしく拭き取るといいでしょう。

いっぽう、耳垢掃除を躊躇《ちゅうちょ》する方はいないと思います。ただ、医学的には耳垢は自然に排除されるうえ、雑菌の繁殖を抑え、皮膚を保護する働きがあるので頻繁な耳垢取りは不要と考えられます。

耳の垢取りは気持ちがいいものですが、掃除をし過ぎて鼓膜《こまく》を傷つけたり、外耳道《がいじどう》に傷をつけたりすることがないよう十分に注意してください。

17 笑うことは健康によい？

答え ○

「笑い」が免疫機能を高め、がん治療などに取り入れられていることは、みなさんすでにご存知だと思います。笑いは健康のおおもとです。ストレスを感じた時などは、おおいに笑っていただきたいと思います。

人間の免疫機能はリンパ球を中心に、NK細胞（ナチュラルキラー細胞）、T細胞、B細胞、マクロファージなどの免疫細胞が緻密《ちみつ》に情報を交換しながら、ウイルスや細菌の侵入を防いだり、がん細胞の増殖を抑えたりしています。

ただ、強いストレスを受けたり、抑うつ気分に陥ると、免疫細胞の働きが低下してしまいます。その半面、笑ったり、愉快に過ごしたりしている時は、その働きがますます強くなり、とくに、がん細胞を攻撃するNK細胞が活性化することが、さまざまな研究であきらかになっています。

また、笑いは自律神経の副交感神経の働きを高め、ストレスや緊張を拭《ぬぐ》い去ります。さらに、強力な鎮痛作用を持つ脳内物質のエンドルフィンを増加させ、痛みを緩和することでも知られています。

「涙」にもストレス解消はもちろん、さまざまな健康効果が期待されます。たとえば、何かがあって泣いたあと、胸のつかえが取れたり、気持ちがスッキリ軽くなったりしたという経験は誰でもあることでしょう。

泣いてしまうようなストレスを受けた時は、交感神経が激しく高ぶっているわけですが、泣いて涙を流すとリラックスモードをつかさどる副交感神経が働き始め、徐々に感情が落ち着いていきます。

また、ストレスを受けると脳から「副腎皮質刺激ホルモン」というストレスホルモンが分泌されます。この物質が副腎皮質を刺激して、コルチゾールというストレスホルモンを放出します。

涙には、このコルチゾールを減少させる働きがあることがあきらかになっています。つまり、「涙は感情に処方された心と体の解毒剤」と言うことができ、目の角膜《かくまく》をたんに潤《うるお》わせたり、保護するだけの物質ではないということです。

18 「こり」の真犯人は慢性痛だった？

答え ○

いくら揉《も》んだり温めたりしても、いっこうに解消できない肩や首の「こり」。もしかすると「慢性痛」かもしれません。もし慢性痛なら、すぐに「ペイン・クリニック」にかかることをおすすめします。

慢性痛はたんなるこりではありません。たとえば、無理な姿勢を取り続けた結果、肩の筋肉に負担がかかり、血行不良を起こして筋肉が硬くなったというのであれば、ふつうの肩こりですから、揉んだり温めたりすれば症状は改善します。

ところが、筋肉の異常が慢性的に起こると、神経から送られてくるシグナルから、脳は異常を察知して「痛い」と判断します。さらに無理な姿勢を続けると、神経の異常興奮が治まらなくなり、ふだん肩がこっている場所とは別のポイントに、筋肉のしこりを作ります。これがトリガーポイントと言われるもので、慢性痛の正体です。

このトリガーポイントが引き金を引き、痛みのシグナルを脳に送ると、脳はいつもの肩こりだと判断します。ところが、実際に痛んでいるのはトリガーポイントですから、いくら肩をもんでも叩いても、痛みが軽減することはありません。つまり、いままで「頑固なこり」と思っていた痛みのほとんどは、脳の錯覚だったのです。

さらにトリガーポイントがやっかいなことは、脳の錯覚で痛んだ場所に筋肉収縮が起こり、新たなトリガーポイントを作ってしまうということです。こうなると、トリガーポイントの連鎖が起こり、痛む場所がどんどん広がってしまいます。その前に、最初のトリガーポイントを正確に見つけなければなりません。

慢性痛は前述のとおり、簡単なマッサージなどでは治りにくいものです。ペイン・クリニックでトリガーポイントを見つけてもらい、トリガーポイントに麻酔注射を打つ（トリガーポイントブロックと言います）と、痛みや筋肉の緊張がほぐれ、血行促進効果も期待できます。

「トリガーポイントブロック」は、保険適応で1回800円程度のものもあります。週1回の治療を5回ほど続けると、効果が高いと言われています。ブロック注射の針は細いため、それほど痛みはありません。

19 毎日入浴するとフェロモンが出ず、モテない？

答え ✕

「僕は毎日風呂に入りません。フェロモンが出なくなって、モテなくなるじゃないですか」

あるタレントさんが先日、バラエティー番組のなかで言っていました。もちろん、半分ネタでしょうが、これは医学的に正しいのでしょうか？

そもそもフェロモンとは、動物が体外に微量に分泌し、同種の個体の行動などに影響を与える物質の総称です。繁殖活動の時、体臭・ニオイによって相手を刺激する動物にとってはひじょうに大切なものですが、人間は別の部分で異性を惹《ひ》きつけるようになっているので、もう、フェロモンは必要がありません。

「動物の時の名残ではないか」と言われるアポクリン腺から出る汗は、性ホルモンとの関係が深く、思春期などに多く分泌されるほか、性的興奮時、緊張時、ストレスを感じた時も多くなります。

汗腺の構造

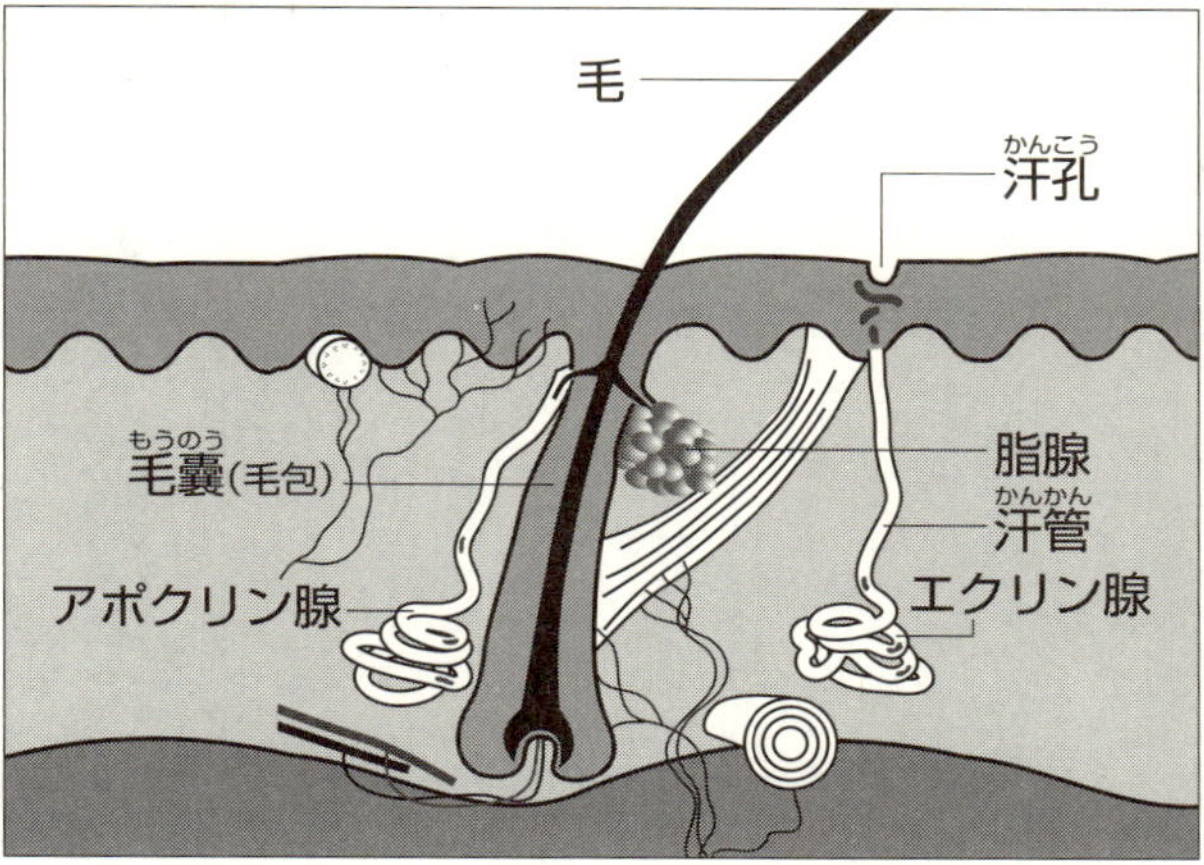

アポクリン腺は、脇の下や陰部にあり、体臭の発生源となりますが、アポクリン腺から出る汗じたいは臭いません。

汗に含まれるタンパク質が、雑菌に分解される際、臭いを発しているのです。すなわち、汗臭さ＝フェロモンということではありません。

したがって、お風呂に入ると、フェロモンが出なくなると考えるのはまちがいです。むしろ不潔な印象を与えて、よけいモテなくなってしまいます。

きつい体臭が好きな方もいますが、体臭とフェロモンも関係ありません。

20 長湯のほうが脳卒中になりやすい？

答え ○

年間1万4000件もの死亡事故が発生する冬のお風呂場。脳卒中や心筋梗塞を誰もが想像するでしょう。これまで、暖かい部屋から寒い脱衣所や浴室に入った直後、血圧が上昇し、脳血管障害や心血管障害の発作が起こると考えられてきました。

ところが最近の調査では、死因がはっきりしている方はわずかに1割程度に過ぎず、1万人を超える方たちは謎の溺死《できし》をしている可能性が高いと指摘されています。その原因は、熱い湯と血圧変動です。ご高齢者やふだんから血圧の高い方が入浴する際は、いま以上にご注意いただきたいと思います。

ある実験では、38度のぬるめの湯に入浴した場合、直後から血圧が低下したのに対し、42〜43度の熱い湯に浸《つ》かった場合は、末梢血管《まっしょうけっかん》が収縮し、血圧が上昇しました。これを「驚愕反応《きょうがくはんのう》」と言います。脳卒中や心筋梗塞の発作は、この驚愕反応が引き金となって起こり、1割程度の方がそのまま亡くなります。

さらに入浴を続けると、皮膚の近くの末梢血管が大きく開き、血管の抵抗が弱まって血圧が下がり始めます。すると、次第に心地よい眠気が生じてきます。このへんで湯船から上がればよいのですが、そのまま眠るように長湯をし、収縮期血圧（上の血圧）が１００ミリHgを切るまでに低下すると、脳への血流が減少し、意識障害が起こる可能性が高くなります。

お風呂場での溺死事故には、この意識障害が大きくかかわっています。バスタブのなかで意識を失い、少量の水が肺に入ると、そのショックで心臓が停止する可能性も考えられますが、はっきりしたことは不明です。

なお、42〜43度の熱めの湯温を好む方が多いせいか、この温度での死者がもっとも多いようです。お風呂場で溺死しやすい人は、熱い湯が好きな方、動脈硬化のある方、高血圧の方、65歳以上の方、飲酒後に入浴する方などです。心あたりがある方はご注意ください。

とくに長湯を好む方は、入浴直後の血圧上昇による事故に加えて、その後に生じる、血圧低下にともなう事故のリスクも高くなることを忘れないでください。

21 便秘よりも下痢のほうが体に悪い？

答え ×

便秘と下痢は、いずれにしても苦しいものです。便秘はたえず腹部の膨満感や不快感を与え、倦怠感、食欲不振、肌荒れなどの全身症状も強くなります。急性の下痢は激しい腹痛と便意に襲われて、たびたびトイレに駆け込むことも珍しくありません。

したがって、治療の緊急性と言えば、急性の下痢でしょう。悪い細菌に感染すると症状が長引き、著しく体力が消耗し、脱水症状を引き起こす可能性もあります。

もし、経験したことのない下痢、腹痛に襲われた時は、病院で検査と治療を受けるようにしてください。とくに、海外から帰国した際には、要注意です。

このようなひどい下痢はともかくとして、通常、便が緩かったり、ときどき下痢する程度であれば、健康上あまり支障はありません。むしろ、便秘で腸内に長い間便を溜め込むほうに問題がありそうです。

便のなかには食物の消化カスとともに、大量の腸内細菌、酵素、毒素、発がん性物質が含まれています。悪玉菌の大腸菌やウェルシュ菌は、動物性たんぱく質や脂肪を分解して老化促進物質を生成するほか、胆汁酸《たんじゅうさん》を分解して強力な発がん成分（二次胆汁酸）や発がん物質（ニトロソアミン）を作ります。

便秘をすると、これらの悪性物質と腸壁が長い間、接触することになります。腸は人間の免疫系にかかわる腸内細菌叢《ちょうないさいきんそう》があり、「免疫の要《かなめ》」とも言われます。ここに凶悪な物質がいては、まさに〝お腹に爆弾を抱えている〟ようなもの。体に悪影響が出るのもあたりまえです。

排便は、たんに体の老廃物を排泄《はいせつ》するということだけではなく、栄養を体に取り入れるためにも不可欠です。もし便秘ぎみなら、現在の食習慣、運動習慣などを見直して、１日も早く改善してほしいものです。

また、便秘や下痢の原因には、重大な病気もあることを忘れてはいけません。とくに、それまでの排便習慣と違って、便秘や下痢ぎみになった場合、大腸がんも疑われます。心配な方は、病院での検査をおすすめします。

22 黒いうんちは出血のサイン？

答え ○

赤い血の混ざった便が出ると、人はあわてて外来にやってきます。しかし、「黒い便が出た」と言って病院に駆け込むケースはまれです。血は赤い色をしているので、「腸のなかで出血している」と想像できます。いっぽう、黒色は出血を連想させませんし、イカスミなどの黒い食材を食べた際に、翌日の便が黒くなるといった経験からか、黒い便には恐怖心がないのでしょう。

口から入った食べものは食道を通って胃に入り、十二指腸を経て小腸へ入ります。へその裏あたりをくねくねと走る小腸を抜けると、大腸へつながります。大腸は、おなかの右下からちょうどM字を描くように左下腹部へつながり、S状結腸から直腸を経て、最後は肛門へ到着します。

食べものは、胃から小腸を通過しながら栄養素を吸収され、大腸で便となって排泄されます。大腸ポリープや大腸がん、そして痔《じ》などの出口に近い部分からの出血は、そのままの赤い色で、便と一緒に排泄されてきます。

しかし、大腸ポリープや大腸がんからの出血は、出血が微量である場合も多く、肉眼で赤い色として確認できないこともあります。とくに、早期の病変であればこの傾向が強いので、大腸がん検診では便潜血《べんせんけつ》反応検査を行ない、微量の出血を検出できるようにしています。

いっぽう、胃がんや胃潰瘍《いかいよう》、十二指腸潰瘍など上部の消化管から出血すると、血液は小腸、結腸、直腸、肛門までをある程度の時間をかけて降りていきます。その間、胃液やさまざまな消化酵素、腸内細菌と混じり合い、それらの影響で黒く変色して排泄されます。大量に出血すると、まるでタールのような便になることもあります。こうなると、貧血も進み、めまいや倦怠感などの全身症状もともなうようになります。

胃腸の出血部位の痛みは、意外にも激しいとは限りません。病変部から流れ出た血液は、まるで飲みもののように腸管内を流れていきますので、黒い便として体外に排泄されるまでの間、出血には気づきにくいのです。

黒いうんちが出た場合には、ぜひ胃カメラなどの内視鏡検査を受けてください。

23 静電気は、ドアノブを握る前に壁を触ると減る?

答え ○

乾燥する冬場、嫌なものと言えば静電気です。

ドアノブの前で、「バチッ」と襲いかかられる恐怖に身がすくみ、思わず手を引いたという経験をみなさんもお持ちだと思います。

静電気とは簡単に言えば、「物体に電気が溜まる現象、もしくはその電気のこと」です。電灯や冷蔵庫など家電に使われる電気は、動いていることから「動電気」と言われるのに対し、こちらは帯電し、とどまる性質を持っているので「静電気」と言われています。

ドアノブなどの金属に触ると、帯電していた静電気が放電されます。静電気の放電が3000ボルトになると痛みを感じ、6000ボルトで強い痛み、1万ボルト以上になると手全体に強い痛みを感じると言われるように、1万ボルト以上の放電も特別なことではありません。

静電気を通すものと通さないもの

静電気を通し過ぎて、バチッとくるもの
金属、えんぴつの芯など
静電気をゆっくり通すため、バチッとこないもの
木、紙、コンクリート、レンガ、タイヤ、皮革、石など
静電気を通さないもの
プラスチック、ガラス、ゴムなど

では、静電気を避けるためにはどうしたらよいのでしょうか。それは、静電気を逃がすために木、紙、コンクリート、レンガ等に触れることです。

これらの物質はゆっくりと静電気を通すので「バチッ」ときませんが、金属は静電気を通し過ぎるので「バチッ」とくるのです。

プラスチックやガラスは静電気が通りません。したがって、ドアノブを握る前に壁を触ることは、不快な静電気から逃れるには最適だと思います。

24 暗いところで読書をすると、視力が低下する？

答え ✕

「暗いところで本を読んではいけません！」

読者のみなさんも、子どもの頃、親に叱られたのではありませんか？　しかし、この〝小言〟に医学的な根拠はありません。

眼科医によれば「暗いところで読書をしても、視力が落ちたり、眼疾患にかかったりすることはない」とのことです。

読書や作業をする時、人間の目は、レンズとも言える水晶体が厚みを変えながらピントを調節します。水晶体と接続している毛様体《もうようたい》が、伸びたり縮んだりしながら、もともと扁平《へんぺい》な水晶体の形を変えているわけです。また、カメラの〝絞り〟と同じ機能を持つ虹彩《こうさい》は、瞳孔《どうこう》に入る光を調整します。暗いところで読書をしても、この働きは変わりません。

暗い場所でも明るい場所でも条件が一定でさえあれば、目にかかる負担がそれほど

目の構造

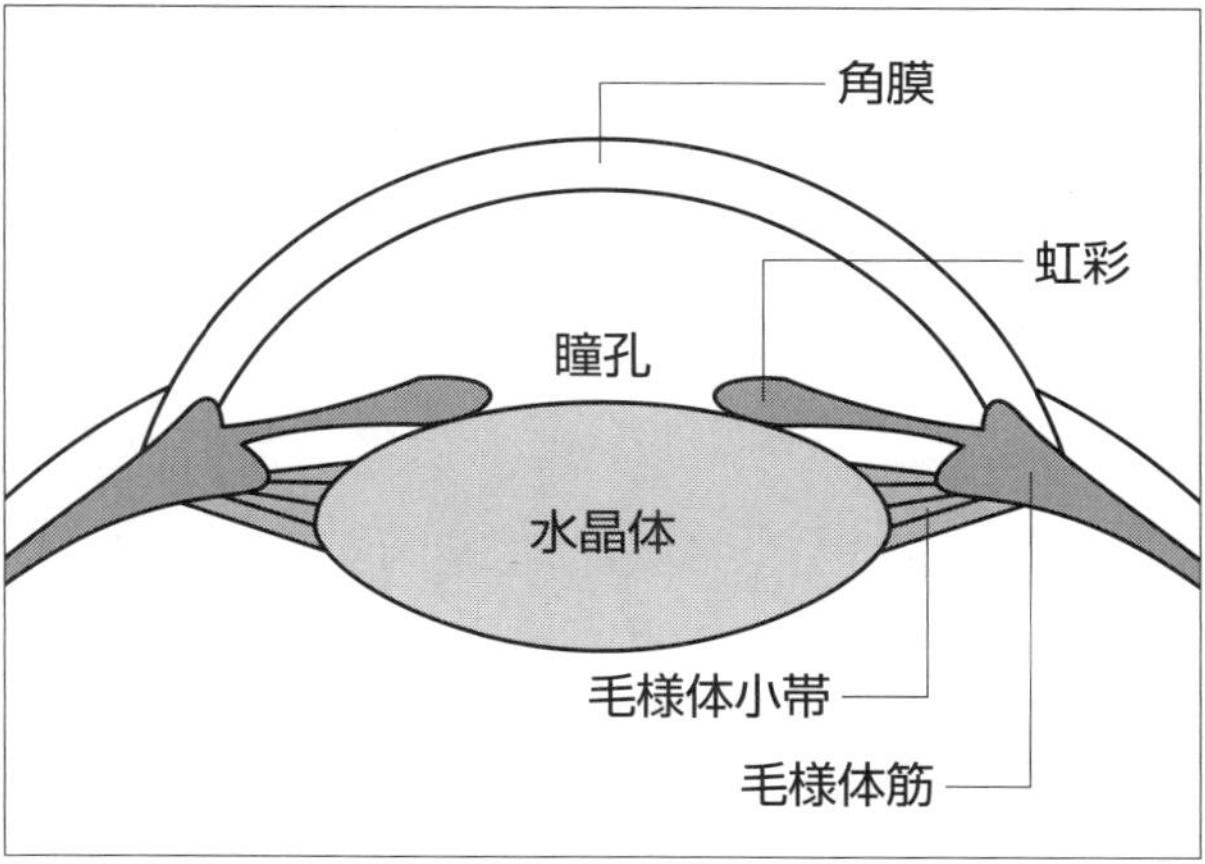

変わらないということです。

照明の落ちた映画館やコンサート会場でも、やがて周囲が見えてくるのと同様に、読書も最初は読みづらかった文字がしばらくすれば、見えてきます。「目が慣れた」ということでしょう。

ただし、視力が落ちることはないにしても、眼精疲労《がんせいひろう》から来る頭痛、肩こりなどが現われる可能性は高くなります。

やはり、暗いところで、読書をすることはおすすめできません。

25 45歳以上の禁煙は効果がない？

答え ×

「30年もタバコを吸ってきました。いまさら、禁煙しても手遅れですよ」

このような患者さんが少なくありません。喫煙習慣が長い方ほど、禁煙に消極的な傾向がありますが、「いまさら手遅れ」などということは断じてありません。健康のために、ぜひタバコと縁を切っていただきたいと思います。

二〇〇四年にイギリスで、タバコと寿命の関係を調べた研究結果が発表されました。それによると、たとえ喫煙歴が長くても、禁煙すれば寿命が延びるというのです。たとえば、18歳からタバコを吸い始めた人が30歳で禁煙すると10年、40歳で9年、50歳で6年、60歳でも3年ほど長生きできるというのです。

また、喫煙者の寿命は、非喫煙者に比べて10年も短いという調査結果も報告されています。平均寿命が10年も短いなかで、禁煙すれば9~3年もリカバリーできるのですから、かなり大きいのではないでしょうか。

タバコと言えば「肺がん」をイメージされる方が多いと思います。しかし、タバコの害はこれにとどまらず、「口腔《こうくう》がん」「咽頭《いんとう》がん」「喉頭《こうとう》がん」「食道がん」などの死亡率を高めることがわかっています。それに、タバコはあらゆるがんの発生因子になることを忘れてはいけません。

タバコは心血管疾患、呼吸器疾患、胃潰瘍、肝硬変などの発症にかかわり、死亡率を高めます。40歳代で禁煙すれば、生活習慣病による脳心血管系疾患のリスクも軽減できます。つまり、いつ禁煙しても無意味ということはないのです。

もし、ご家族がいらっしゃれば、配偶者や子どもさんのためにも禁煙を実行していただきたいと思います。なぜなら、タバコから立ち昇る副流煙《ふくりゅうえん》には、喫煙者が吐き出した主流煙よりニコチン、タールなどの有害物質の含有量が多いことがわかっているからです。夫の喫煙本数が増えるほど、妻の肺がんによる死亡率が高くなるという統計もあります。ご家族のためにも、ぜひ禁煙を決断されてはいかがですか?

3章 食事

26 パンやパスタより、ご飯のほうが便秘になる？

答え ✕

便秘で悩んでいる方たちにとっては切実な話でしょうが、数年前、雑誌の女性記者さんからおもしろい取材を受けたことがあります。

「先生、便秘の人は何日ぐらい溜め込めるものですか？」

奇妙なことを、いきなり質問されたのでとまどいました。便秘と一口に言っても、症状は人それぞれです。2、3日排便がなければ便秘と思う人もいるでしょうし、排便後の猛烈な残便感に苦しむ人もいます。

そこで私は、「あくまでも、理論上の話ですが……」と前置きし、「便を作る大腸は、直径が6〜8センチ、全長が1・5メートルもあるホース状の臓器です。このなかに入る便は1リットルのペットボトル5、6本分に相当します。ですから、食事の量により異なりますが、大腸の容量が満杯になるまで何日間でも溜め込めます」

女性記者さんも便秘で悩んでいるとのことで、相当衝撃を受けているようでした。

「これは仮定の話です。現実的に大腸が便で満杯になるまで放置できるわけもありません。苦しくてしかたがありませんからね。もし、便秘でお悩みなら、食習慣、生活習慣などを見直すだけでもかなり改善するものですよ」とフォローしたことを覚えています。

便秘は、人により症状はさまざまですが、医学的には「3日間以上、排便がない症状」と定義されます。そして、原因もまたさまざまで、栄養や量的バランスの悪い食事、運動不足、便秘薬依存、精神的ストレス、他疾患の影響など多岐にわたります。

前述の彼女も「パンやパスタばかり食べている」と、かなり偏《かたよ》った食生活を送っているようでした。

「ぜひ、ご飯と和食中心の食事に変えてみませんか？　それだけで、かなり改善することがありますよ」とアドバイスをしました。

和食は食物繊維が豊富なうえ、ご飯は小腸で消化されても、水分を保持したまま大腸に送られるので、便を軟らかくする効果があるのです。

27 食後すぐのゴロ寝は体によくない？

答え ×

「食べてすぐ、横になると牛になる」

昔はよく聞いた言葉です。読者のみなさんも子どもの頃に、このように親に叱られたことがあるのではないでしょうか。

もちろん、人間が牛になるわけがありません。子どもの行儀を正すために昔から言い伝えられた言葉でしょうが、飽食気味の現代人には、「食後、横にならなければならないほど飲み食いするな」という戒《いまし》めを付け加えてもいいような気がします。ただし、医学的には「食後のゴロ寝」はおすすめです。

食物を消化するためには、胃や腸に大量の血液が必要です。また、血液中に取り込まれた栄養分を分解し、肝臓に蓄《たくわ》えるためにも大量の血液が必要です。ところが、食後すぐに仕事をしたり、運動したりすると、血液が脳や筋肉に分散するため、消化器系の臓器への血流量が著しく減少してしまいます。

肝臓に流れ込む血液量は横になっている時がもっとも多く、立つとその70％、歩いたり、走ったりしている時は20～30％まで減ると言われています。これでは、せっかく食事を摂っても栄養分が肝臓に供給されません。食事直後の運動がよくないと言われるのはこのためです。

やはり、食後は30分から1時間程度、ゆったりと体を休めたいものです。職場や外食で横になることが難しい時は、ソファや椅子などに腰かけているだけでもかまいません。

ただし、眠ってはいけません。睡眠状態に入ると、胃や腸の働きが低下するので逆に消化不良を起こしやすくなります。

また、糖尿病で血糖コントロールをしている方は、主治医の指示にしたがうようにしてください。血糖は食後20～30分で上昇し始め、1時間程度でピークを形成します。そのピークの値をなるべく低く抑えるために、食後、10～20分でウォーキングなどの運動をすすめる医師もいるからです。

でも、一般的には、〝食後の牛〟はとても体にいいのです。

28 塩分を控えれば血圧は下がる？

答え ✕

「日本人に高血圧が多いのは、塩蔵物などによる塩分の摂り過ぎ」と言われ始めたのは、戦後まもなく。それからずいぶん久しいのですが、この間に塩分と高血圧の関係について多くの研究成果が報告され、減塩による降圧効果は常識になりました。

一般家庭でも、「高血圧予防には減塩」という意識が広がり、いまや、減塩醤油《しょうゆ》、減塩味噌といった減塩食品が豊富に出回っています。

なぜ、塩分をたくさん摂ると血圧が上昇するのでしょうか？　血圧の上昇要因には動脈硬化などで血管の抵抗が増す場合と、心臓から血管内に送り出される血液の量が多くなる場合のふたつが考えられます。塩分と血圧の関係はおもに後者です。

料理などで青菜、魚、肉などに塩を振りかけると、水分が出てきます。これは塩が水分を吸い寄せるという性質を利用した調理法で、保存の効く漬物や干物などの塩蔵物を作る時は欠かせない手順です。人間の体のなかでも、塩は水分を吸い寄せようとします。ですから、塩分を多く摂れば摂るほど、体内を循環する血液が増え、心臓から送り出される血液量も増加して血圧を上げてしまうというしくみです。

このため、日本高血圧学会は、1日の食塩摂取量を6グラム以下に抑えるように推奨しているのですが、塩分をいくら減らしても、血圧が下がらない人がいます。このような人は「食塩感受性が低い」（逆に血圧が下がれば食塩感受性は高い）と言われ、全高血圧患者の7割も占めるのです。

したがって、多くの人は減塩だけで血圧を下げることはできません。ただ、食塩は血圧の上昇と無関係に、心臓や血管に悪影響を及ぼすことがわかってきました。自分の食塩感受性を調べるためには、入院をして特別な検査が必要です。高血圧治療に用いられている薬のなかには、食塩摂取が多くなると効果が減るものもあります。

高血圧、心筋梗塞、脳卒中など心臓や血管の病気が心配な人は、食塩感受性にかかわらず、やはり、減塩を心がけたほうがいいのです。

「はじめに」でも述べましたが、医師から処方された血圧の薬を、独自の判断で中止することはたいへん危険です。くれぐれも注意してください。

29 卵は1日1個にしたほうがよい？

答え ×

「私は半熟のゆで卵が大好きなんですが、妻は1日1個しか食べさせてくれません」と患者さんに言われたことがあります。おそらく、奥さんは「卵はコレステロール値を上げる」と信じ、血圧の高い夫を慮《おもんぱか》って1日1個と決めたのでしょう。

「たしかに、卵の黄身にはコレステロールがたくさん含まれます。でも、一般的には卵を食べたからといって、コレステロール値が異常に上がるわけではありません。それより、卵は良質なタンパク質やビタミン、ミネラルを豊富に含む栄養価に富んだ食べものです。あなたは高脂血症ではないので、1日に2、3個ならむしろ体にはいいと思いますよ」と話すと、うれしそうに帰っていきました。

では、なぜ「卵はコレステロール値を上げる」といった誤解が広がったのでしょうか？　それは帝政ロシアの病理学者アニチコワが、ウサギにコレステロールを与える実験を行ない、コレステロールが動脈硬化の元凶と発表したからです。この発表が、コレステロールの多い卵を食べると、動脈硬化を招くという説に歪曲《わいきょく》され、100年近く経ったいまでも根強く残っているのです。

ただ、この実験は、コレステロールを摂取しない草食動物を実験に用いたことが誤りでした。人間はコレステロール値を一定に保つ機能を備えていますが、ウサギにはありません。このため、摂取した分だけコレステロール値が上昇してしまうのです。後の研究で、このデータは人間に当てはめることはできないと否定されました。

いっぽう、日本では一九六〇年代に、東海大学医学部本間康彦《ほんまやすひこ》教授らのグループが卵黄《らんおう》3個分のコレステロールを2週間摂取し、コレステロール値を計測しました。その結果は、悪玉コレステロール値が上昇した人が35%、残りの65%は変化がないか低下し、しかも、善玉コレステロール値が上昇した人は44%となったのです。このデータは、卵を食べたほうが動脈硬化のリスクが減少すると読み取れます。

ただ、高脂血症やその可能性のある方は、体内で合成するコレステロールと食物から摂取するコレステロールのバランスが崩れている可能性もあります。卵を多めに食べることで検査値が異常になるようであれば、控えめにしたほうがよいでしょう。

30 冷え性の人は、タンパク質が多めの食事がよい？

答え ○

女性の8割以上は冷え性だと言われています。私の患者さんにも、「手足が冷えてしかたがありません。なんとかならないでしょうか？」と訴える女性が少なくありません。

そんな時、私は「冷え体質を根本的に改善するには時間がかかりますが、タンパク質を多めに摂るように心がけると、すぐに体のなかから温まりますよ」とアドバイスをしています。患者さんは、一瞬、理解できないようですが、次のように説明すると納得していただけます。

タンパク質は本来、筋肉などの体を作る栄養ですが、多めに摂ると胃は消化のために大量の消化酵素を出さなければなりません。その時、胃が激しく動き、エネルギーを発生します。

いっぽう、タンパク質はアミノ酸に分解されますが、人間の体には一定量のアミノ

タンパク質が体を温めるしくみ

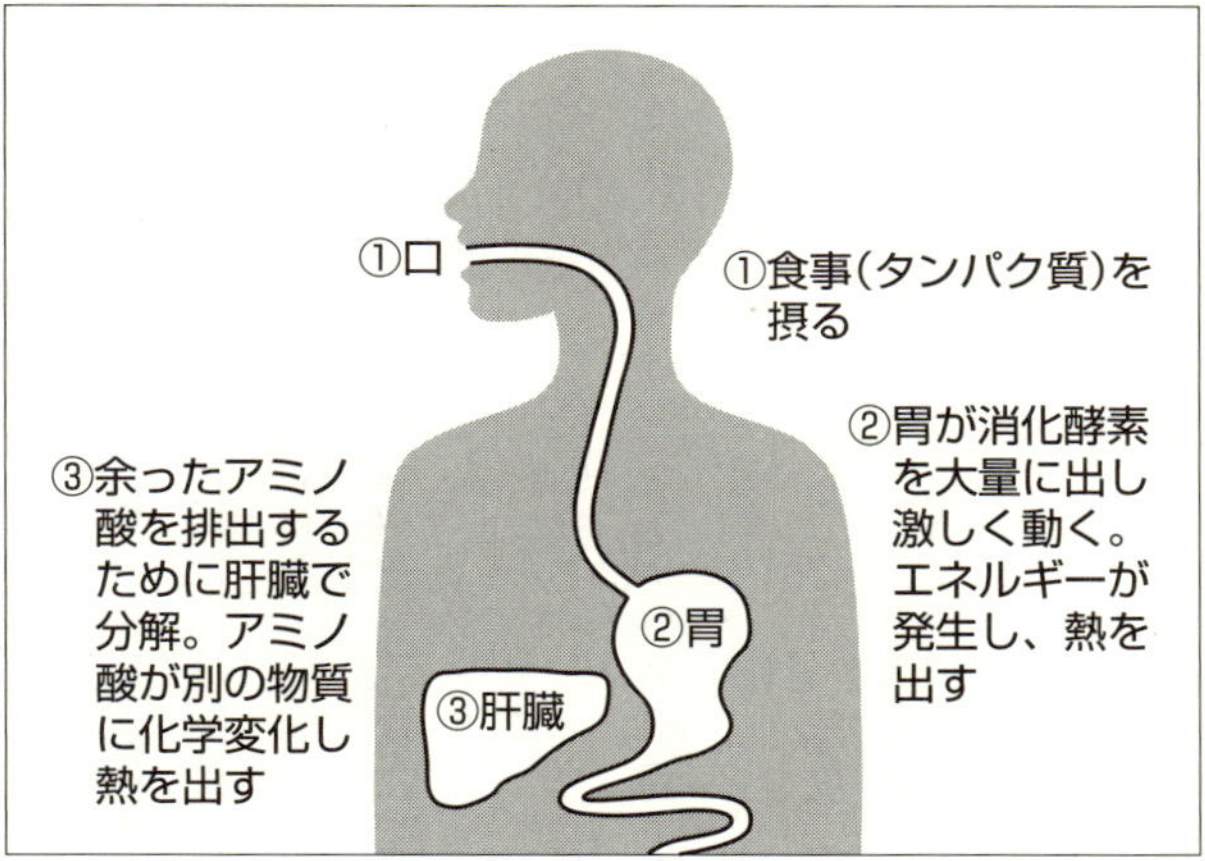
①口
①食事(タンパク質)を摂る
②胃が消化酵素を大量に出し激しく動く。エネルギーが発生し、熱を出す
②胃
③余ったアミノ酸を排出するために肝臓で分解。アミノ酸が別の物質に化学変化し熱を出す
③肝臓

酸しか蓄えられません。そのため、余ったアミノ酸を体外に排出するために、肝臓が取り込み、分解します。アミノ酸は別の物質に分解される時、熱を発生します。

つまり、タンパク質を多めに摂ると、胃と肝臓から発生した熱量により、体のなかから温まるというわけです。

では、多めのタンパク質とは具体的にどの程度の量なのでしょう。それは、タンパク質、脂質、糖質を含めた総摂取カロリーの40%以上です。

冬場なら、魚介類や肉類をたくさん入れた豆乳鍋やミルク鍋などがおすすめです。体のなかから、みるみる温まります。

31 胃が痛い時には牛乳を飲むとよい?

答え ○

「胃は心を映す鏡」と言われるほど、デリケートな臓器です。

心配事があったり、職場や家庭で大きなストレスを受けたりすると、シクシク痛むことも珍しくありません。

ストレスを受けると食物を消化する強い酸性(pH1~2の塩酸)の胃酸や胃液が、大量に分泌されるため、胃粘膜を刺激して、胃炎を起こしてしまうのです。さらに、大きなショックを受けた時などは、いきなり胃粘膜や十二指腸に穴が空き、吐血や腸管を通過してタールのようになった便が出るケースも少なくありません。

いわゆる、胃潰瘍や十二指腸潰瘍で、胃酸・胃液が自分の胃や十二指腸の粘膜を消化し、内部組織までえぐってしまう疾患です。ここまでくると、病院で治療を受けることをおすすめしますが、多少、胃が痛むという時などは、牛乳やヨーグルトなどの乳製品で痛みをやわらげられる場合があります。

乳製品は飲んだり食べたりすると、他の食品に比べて長時間、胃粘膜に付着しています。さらに、胃液を薄める効果があるため、胃酸や胃液からの粘膜への攻撃を防ぐことができるのです。ただし、あくまでも一時しのぎに過ぎません。制酸剤《せいさんざい》（38参照）などの胃薬のない時の応急処置です。痛みが続く場合は、早めに病院に行きましょう。

ところで、胃の痛みがなかなか治まらない時や、長期的に続いている場合は、ヘリコバクター・ピロリ菌の感染が疑えます。

この細菌については後述（72参照）しますが、酸性度が高い胃粘膜のなかでも棲息できる細菌で、胃潰瘍では70％、十二指腸潰瘍ではじつに95％の人が感染していると言われています。つまり、胃・十二指腸潰瘍の真犯人とも言える細菌です。

現在は除菌法（制酸剤と2種類の抗生物質を朝夕2回、7日間連続服用）が確立し、胃潰瘍と十二指腸潰瘍治療に関しては、2回まで保険が適応されます。

もし、胃弱体質で、たえず胃の不調に悩まされているという人は、ヘリコバクター・ピロリ菌検査を受けることをおすすめします。

32 食物アレルギーは、採血検査で診断できる？

答え ×

食物アレルギーはじんましんのみならず、時には呼吸困難や血圧の低下などのショック（アナフィラキシーショック）を引き起こすこともあります。

保育園や幼稚園では、このようなアレルギー事故を未然に防ぎたいという理由から入園時に食物アレルギーの検査を行ない、その結果を提出するように指導しているところも少なくありません。しかし食物アレルギーは、採血検査などによる簡単な検査で診断できるものではありません。

一般的な医療機関では、採血による「ＲＡＳＴ」などのいわゆる「アレルギー検査」が行なわれ、その結果、陽性反応を表わす数値が高いものを「食物アレルギーの原因」と診断します。

このような血液によるアレルギー検査は、「血液中のIgE（アレルギー抗体《こうたい》）」を測定する検査ですが、IgEが高いからといって、必ずしもアレルギー症状が出るとは限りません。

逆に数値が低くても、アレルギー症状が出る場合もあります。食物アレルギーは食べものの成分である抗原《こうげん》とIgEとの単純な関係だけで起こるのではなく、胃腸の粘膜のコンディションや「ケミカルメディエーター」と呼ばれるアレルギーに関与する物質などが複雑に絡《から》み合って発症するのです。

通常、アレルギー専門の医療機関では実際に食物アレルギーの原因として疑われる食物の除去と負荷を行ない、それぞれ、その反応を調べることによって食物アレルギーを診断します。血液検査や皮膚テストは、あくまでも補助的な検査であり、食物アレルギーの「確定診断」をする方法ではないのです。

もしも、血液検査の結果のみで安易な食物除去を行なったとしたら、子どもの成長にとって、もっとも大切な幼児期に、バランスのよい食生活が損なわれることになります。

日常生活において食事による問題がなく、健康状態のよい子どもに対して、食物アレルギーの採血検査をすることは「百害あって一利なし」です。

33 うなぎと梅干しは一緒に食べてはいけない?

答え ×

食べ合わせを戒める伝承には、科学的根拠がないものがほとんどです。

「うなぎと梅干し」も迷信のひとつ。うなぎはビタミンA、B_1などを豊富に含む滋養強壮、疲労回復効果の高い食品です。また、梅干しに含まれるクエン酸は、胃酸の分泌をうながし食欲を増進するうえ、うなぎの脂《あぶら》の消化も助けます。栄養学的には、むしろ好ましい食べ合わせです。

「天ぷらとスイカ」も迷信です。熱い天ぷらと冷したスイカを一緒に摂れば、胃腸に大きな負担がかかると想像されますが、成分的にはまったく支障がありません。

なかには本当に避けたほうがよい食べ合わせもあります。たとえば「キュウリとトマト」は、トマトが豊富に含むビタミンCを、キュウリのアスコルビナーゼという成分が破壊してしまいます。ただし、アスコルビナーゼの作用は、加熱、酸、酢により失われます。キュウリとトマトをサラダで食べる時は塩を振りかけるより、酢の入っ

医学的に避けたい「食べ合わせ」

レバー と みょうが

〝栄養素の宝庫〟と呼ばれるレバーには、新陳代謝を活発にする働きがあるが、みょうがの苦味物質が胃腸の働きを抑えるため、レバーの栄養素の吸収を妨げてしまう。

豚肉 と 冷たいそば

ビタミンB_1が豊富な豚肉は、体や脳の働きを活発にするが、体を冷やす作用もある。この食べ合わせは胃を冷やし、栄養素や有効成分の吸収を妨げる。

なすの漬物 と 冷たいそば

なすの漬物は体を冷やし、そばにも胃を冷やす作用がある。下痢や手足の冷えなど、冷え性の人には向かない。加熱すればその作用は緩和されるので、温かい汁そばならOK。

お酒 と からし

お酒とからしは、いずれも血行をうながすため、かゆみが出る可能性がある。じんましんや湿疹が出やすい人は、要注意。

（田村哲彦著『効き目が2倍、3倍になる食べ合わせ事典』より）

たドレッシングやマヨネーズで和《あ》えたほうがいいでしょう。

また、「ニンジンと大根」も、ニンジンに含まれるアスコルビナーゼが大根のビタミンCを破壊してしまいます。したがって、スティックサラダで食べるより、鱠《なます》などにして食べるほうがいいのです。

いっぽう、理想的な食べ合わせも少なくありません。その好例が「生ハムとメロン」。生ハムの多量の塩分（塩化ナトリウム）を、メロンに多いカリウムが調節します。また、ハムの塩味をメロンの甘みがやわらげます。この食べ合わせは科学的にも、味覚的にもすぐれていると言えます。

「トンカツとキャベツの千切り」も、栄養学的に見て好ましい食べ合わせです。キャベツに含まれる塩素、硫黄は、消化・吸収を促進する成分です。さらに、キャベツ特有のビタミンU（キャベジン）は、胃酸過多によるむかつきを抑制するので、油っぽいトンカツなどの揚げものの付け合わせに最適です。

「カレーとラッキョウ」「寿司とガリ」「刺身とワサビ」「サンドイッチとピクルス」なども食欲増進、消化促進、殺菌などの観点からすぐれた食べ合わせと言えます。

4章 体質

34 しょっぱい汗をかく人は、熱中症になりやすい？

答え ○

人間の体温調節機能は、脳の視床下部《ししょうかぶ》にある「体温中枢」が担っています。体温中枢は体表面の血行をうながし、皮膚から熱を放出したり、汗の気化熱を利用したりして体温を調節するのですが、この汗のなかには熱中症を防ぐために「よい汗」と「悪い汗」があることがわかってきました。

よい汗とは、風呂に入ってすぐに出るようなサラッとした汗で、塩分濃度は低く、すばやく気化して体温を低下させます。

悪い汗は、汗をかくのが苦手な人のかく汗です。発汗までに時間がかかる塩分濃度が高いベタベタ汗で、気化するまでの時間も、よい汗に比べて大幅に長くなります。したがって、悪い汗は体温低下にうまく貢献することができません。

汗をうまくかけない人は、皮膚からの熱の放出によって、なんとか体温を下げようとします。体温が上がってくると、まず、皮膚に近い体表の血管が拡張して体外へ熱を放出しようとします。それでも体温調節できない時、ようやく、体温中枢が発汗指令を出し、発汗するようになるのです。

皮膚からの熱放出の際に、血液が皮膚の近くに集まり過ぎると、逆に脳への血流が減少してしまいます。すると、めまいや立ちくらみなどの症状が現われやすくなります。さらに、時間をかけて流れ出てくる悪い汗には、多量の塩分が含まれています。水は塩分とともに体内にとどまる性質があるので、悪い汗をかき続ければ、塩分不足となり、いくら水を飲んでも脱水になってしまいます。

つまり、しょっぱい汗をかく人は、熱中症にかかりやすく重症化しやすいと言うことができます。ただ、よい汗をうまくかけない人でも、ウォーキングやジョギングなどの運動を毎日の生活のなかに取り入れると、汗腺が鍛えられ、汗をかけるようになります。

熱中症は、暑くなり始める6月下旬から急激に増加するので、遅くても5月頃から汗腺トレーニングを始めてください。毎日汗をかけば、熱中症に対するリスクはかなり低くなるはずです。

35 低血圧の人は、年を取っても高血圧にならない？

答え ✕

残念ですが、若い頃に血圧が正常だったとしても、加齢とともに血圧が高くなることは珍しくありません。高血圧は、多様な遺伝子の相互作用を背景に、加齢、肥満、塩分、飲酒、喫煙、ストレスなどの因子が複雑に絡み合って発症します。

「20歳代はやせていたけど、40歳を超える頃から太り始めて、いまはメタボリックシンドロームまっしぐら……」という方が、若い頃の血圧を保っているとは思えません。

また、「体形も体重も変わっていない」という方でも、食生活、運動習慣、家族環境、生活環境が若い頃に比べて大きく変化しているのではないでしょうか。そうであれば、血圧が高めに変動したとしても不思議ではありません。

家族歴（親、兄弟など近親者の病歴や死因）も影響します。親が高血圧であれば、子もいつか高血圧になる可能性が高くなります。両親が高血圧の場合、子の高血圧発症確率は50～75％という報告があります。

もちろん、遺伝的素因があっても、生活習慣などの外部因子により発症を抑えることは可能ですが、社会生活にともなうストレスなどを引き金にして発症することもあります。

高血圧には、はっきりとした自覚症状がありません。もともと低血圧の人のなかには、「血圧を測定するのは年に1回、社内検診だけ」という方も少なくないと思います。もしそうなら、すでに高血圧が忍び込み、ある日突然「脳卒中」や「心筋梗塞」に姿を変えて牙《きば》をむくかもしれません。

高血圧は高脂血症、高血糖とともに「サイレントキラー」と言われています。「若い頃は血圧が低かった」という方にこそ、両親が高血圧の場合はもちろん、低いという方も、定期的な血圧測定を心がけていただきたいと思います。

それが、心血管疾患から身を守るもっとも簡易で効果的な方法だと思います。

36 口臭や口内炎がある人は胃腸が弱い？

答え ×

私事で恐縮ですが、医師は毎日数多くの患者さんと接し、それこそ顔を突き合わせるように診察をしています。ですから、患者さんに不快な思いを抱かれないように、口臭予防にはたいへん気を使っています。

その経験から言わせていただければ、かなり進んだ胃潰瘍や十二指腸潰瘍を持つ患者さんにはたしかに口臭があるのかもしれませんが、口臭や口内炎があるすべての方の胃が弱いとは言えません。じょうぶな胃を持つ方にも口臭はあるわけですから。

口臭の原因にはいろいろありますが、もっとも多いのは口腔内の雑菌によるもので、「虫歯」「歯周病」「歯垢《しこう》（プラーク、90で詳述）」などがその代表です。虫歯の治療でかぶせた金属が劣化して穴が空き、そこから再び虫歯が進行して口臭の元になることもあります。

また、呼吸器や耳鼻咽喉科《じびいんこうか》系の疾患が口臭の原因になっていることも少なくありま

口臭のおもな原因

①虫歯、歯周病、歯垢
②糖尿病
③肝機能障害
④副鼻腔炎
⑤呼吸器疾患
⑥腎疾患
⑦女性の生理

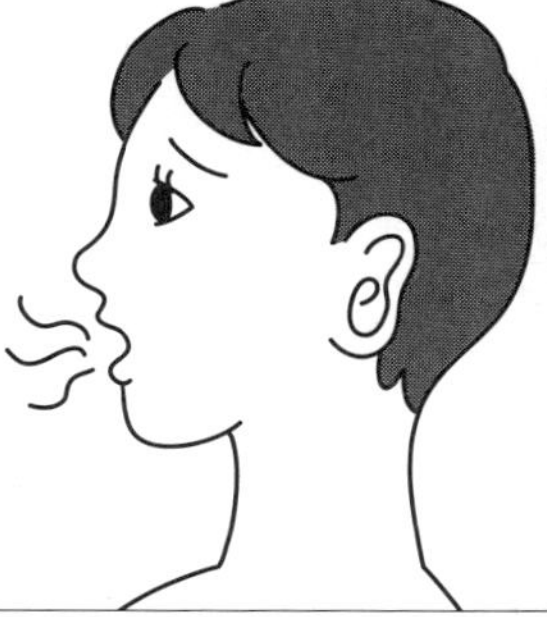

せん。とくに気づきにくいのは鼻に原因がある場合です。鼻になんらかの疾患があると呼吸が苦しくなるため、口呼吸をすることが多くなります。口が開いていると、口腔内が乾燥するので雑菌が繁殖しやすくなり、口臭も強くなります。

同様に「口内炎」や「唇の荒れ」も、口《こう》腔《くう》粘膜《ねんまく》が乾燥して炎症が起こりやすくなったり、唇が乾燥したりすることで発症するのだと考えられます。

したがって、口臭が気になる方は、ていねいなブラッシングはもちろん、鼻炎や副鼻腔炎などの病気がないか、検査を受けることをおすすめします。

37 げっぷやおならが多い人は胃腸が悪い？

答え ✕

「先生、げっぷやおならがところかまわず出るので、孫に叱られるんですよ。なんとかしていただけませんか？」

先日、診察にいらした70歳代の患者さんが、こんなことを嘆いていました。

げっぷは、食道や胃のなかにたまったガスが上昇し、口から排出される現象で、おくび、あい気《き》とも呼ばれます。ご高齢の方が、げっぷが多くなるのはしかたありません。一種の加齢現象と考えてもいいでしょう。

ただ、ご高齢になると慢性萎縮性胃炎により、胃の内容物の排出が遅れ、ガスが溜まりやすくなります。さらに、食道と胃のつなぎめにある筋肉も、加齢にともない緩んできますので、必然的にげっぷが多くなります。しかし、げっぷの原因となるガスは、もともと口から唾液や食物と一緒に飲み込んだ空気や飲料の炭酸などです。

若い世代の方でも頻繁にげっぷが出るという場合は、口呼吸により空気を飲み込んでいることがおもな原因と考えられます。口呼吸は鼻炎などにより、鼻の通りが悪い人によく見られますが、慢性的な鼻炎であることも多く、本人は気づいていないケースがほとんどです。

食事をパクパク、飲料をゴクゴクというように、音を立てながら飲食している方は、まず口呼吸と考えていいでしょう。

また、さまざまなストレスを原因に頻繁に空気を飲み込み、げっぷが増えるというケースも少なくありません。これを「空気嚥下症《くうきえんげしょう》」と言いますが、飲み込んだ空気が逆流せずに肛門に移動した場合はおならになります。

げっぷやおならが多いと「胃腸の働きが悪いのでは」と考える方がいらっしゃいますが、その原因の多くは過剰に胃腸へ飲み込まれ、溜まったガスにあります。

もし、あまりにも頻繁に出て気になるようなら消化器内科を受診し、消化器系に異常がなければ耳鼻咽喉科にかかることをおすすめします。

38 新説！ 胃もたれは胃の働き過ぎが原因？

答え ○

揚げものを食べた時や、少し食べ過ぎたという時、胃が重くなるような不快感に襲われる胃もたれ。その原因は従来、「胃の動きが悪く、食べものが胃に溜まるため起こる」と考えられてきました。

ところが最近、この〝常識〟が覆されました。もちろん、胃の動きが悪くて胃もたれを起こす方はいます。ただ、その反対に胃が働き過ぎても、胃もたれの原因になることがわかってきたのです。

じつは数年前、アメリカの医学雑誌に「新しいタイプの胃もたれがある」との新説が発表されました。それが、この胃が働き過ぎる胃もたれで、「胃のなかが空っぽでも、胃もたれが起こる」というのです。これは、いったいどのようなことなのでしょう。新説は、次のように説明しています。

胃に入った食べものは、胃粘膜から分泌される消化液で消化されますが、その消化液には強い酸性の塩酸が含まれています。そして、消化された食べものが小腸に送られる時は、塩酸も腸に送られます。しかし、腸にはアルカリ性の物質を分泌する細胞があり、胃液の塩酸を中和するので、ふつうは腸が傷つくことがありません。

ところが、胃液が多くなり過ぎたり、一度に大量の消化物が腸に届けられたりすると、中和がまにあわなくなってしまいます。すると、腸のセンサーが働き、これ以上消化物を送らないように胃に指令を出して動きを止めると同時に、脳にも痛みや不快感という形でシグナルを送ります。これが、胃もたれ感につながるというのです。

つまり、胃が働き過ぎて大量に消化物を腸に送り届けると、たとえ胃に食べものがなくても、胃もたれを感じるということです。このタイプの胃もたれを持つ方は、胃の運動を高め、胃液の分泌を促進し消化を助ける「健胃薬《けんいやく》」より、胃の働き過ぎで出すぎた胃酸を抑えるH２ブロッカーなどの「制酸剤」が有効です。

胃もたれには一般的な健胃薬を飲む方がほとんどでしょう。しかし、胸焼けを感じやすい方などは、新タイプの胃もたれの可能性があるので、制酸剤を用いるほうが速やかに症状を緩和できるかもしれません。

39 血液型O型は蚊に刺されやすい?

答え ○

人間の血液型は、赤血球の表面を覆《おお》う糖鎖《とうさ》の先についている糖の種類により、A、B、AB型に分かれ、何もついていないとO型になります。

「O型は蚊に刺されやすい」という説は、俗説や眉唾《まゆつば》と言われることが多いのですが、蚊の研究の第一人者、元東京大学農学部教授池庄司《いけしょうじ》敏明《としあき》氏が言及されているだけに、簡単には片づけられない説です。

同氏によると「蚊はいつも人の血を吸っているわけではない。産卵期に入ったメスだけが卵細胞を成熟卵に育てるために動物の血液を吸い、通常は花の蜜《みつ》や果汁、木の樹液などの糖分をエサとしている。また、血液型の違いによって刺されやすい人と刺されにくい人がいる。蚊はO型の血液をおいしいと感じているようだ。なぜなら蚊は、花の蜜とO型の血液は非常に近いと感じているからだ」としています。

それでは、蚊は人間の血液型をどのように見分けているのでしょうか?

「血液型物質は、赤血球の表面に付着しているだけではなく、汗、唾液、涙、尿、髪の毛にも含まれている。蚊は汗に含まれる血液型物質の匂いを感じ取り、花の糖分に似たO型の血液を見分けている」とのこと。

さらに、蚊は人が呼吸する時に排出する二酸化炭素のわずか0・01％の濃度変化を感知するので、お酒を飲んだあとは刺されやすくなり、人の汗に含まれる乳酸を感知するので、汗をかいている時も刺されやすいと言及されています。

ここでは池庄司氏の研究論文および科学的根拠を詳《つまび》らかにすることはできませんが、なかなか興味深い研究だと思います。

さて、蚊に好かれるというO型の血液ですが、緊急時の輸血に際しても有用です。

本来、輸血は同型どうしで行なうのが原則ですが、緊急の場合や患者の血液型が不明な時に限り、O型の赤血球だけをA、B、AB型の人に輸血することが救急医療の現場で行なわれることがあります。

ただし、O型血液の血漿中に抗A抗体、抗B抗体が含まれるため、全血輸血はできません。

40 「血管年齢」と「血液年齢」は同じ？

答え ✕

「血管年齢」をご存知ですか？　実年齢に比べて、血管が何歳相当にまで老化して硬くなっているのかを表わす指標です。

たとえば、健康診断でメタボリックシンドロームの診断を受けて来院した40歳の人が「このままでは動脈硬化が進んでしまいますよ」と医師に言われるより、「残念ですが、あなたの血管年齢は60歳です」と告げられたほうが、自分の身に迫る危険をかなり具体的に受け止められるのではないでしょうか。そして、病気と真剣に向き合うことにもなると思います。

ちなみに、メタボと略されるメタボリックシンドロームとは、高血圧、糖尿病、脂質異常症のうち、ふたつ以上の病態をともなう内臓脂肪型肥満のことで、「代謝《たいしゃ》症候群」とも呼ばれています。

「人は血管とともに老いる」と言います。年相応に老いていくのであれば問題はありませんが、悪しき生活習慣やストレスなどで急速に動脈硬化が進行すると、年齢以上に血管が老化し、心筋梗塞や脳卒中の危険性が高まります。生活習慣病が気になり始めたら、ぜひ受けておきたいのが「血管年齢検査」です。

この検査は、おもに「加速度脈波計」で行なわれますが、検査時間はわずかに15秒、しかもセンサーに指先を入れるだけです。これだけで、血管のしなやかさや反発力を総合的に評価した血管年齢が推定できます。

もし、血管年齢が実年齢を10歳以上上回れば、血管を年齢以上に硬くする高血圧、糖尿病、高脂血症などの病気が潜んでいる可能性が高くなります。早急に原因を突き止めて、対策を立てることが大切でしょう。

なお、「血管年齢」を「血液年齢」と誤解する方がときどきいます。血管とは異なり、血液はつねに生まれ変わっています。加齢により変化するわけではありません。したがって、血液年齢を算出することはできないのです。

41 体温を上げると、免疫力は上昇する？

答え ○

「体は温めたほうが病気にならない……」「体温が低いと、がんになりやすい！」最近、このような話題に接することが多くなりました。

「体温を上げると免疫力は上昇する」これは正解で、多くの実験データでも証明されています。人間の体温は、つねに36・5〜37度の範囲に保たれています。

「人間はこの平熱より5度高い41・5度の発熱でもなんとか耐えられるが、逆に5度低い31・5度では、体内の代謝活動を正常に保てない」という話をよく聞きます。

重篤な障害を脳に負った方を対象とする「脳の低体温療法」は、これを逆手に取った高度な治療法ですが、体はとにかく体温の低下には弱いのです。

体が冷えると代謝活動が落ち、栄養素や老廃物を運ぶ血行も悪くなります。また、多くの酵素や腸内細菌が棲息し、「免疫の要」である腸の活動も低下します。

「体が冷たいと、免疫をつかさどる細胞や酵素はぜんぜんうまく機能しない」とは、カリフォルニア大学ダニエル・セスラー医師の言葉ですが、実際に、平均体温が1度下がると免疫力は約37％下がり、平均体温が1度上がると免疫力は約60％活性化すると言われています。このように、体温は免疫力に大きな影響を与えるのです。

風邪を引いた時に熱が出るのも、体温を上げて免疫力を上げようとする防衛反応です。また、体温が低いと体内の細菌に対する抵抗力が低下し、腸内では悪玉菌や有害菌が増殖して、感染症などのさまざまな病気の原因にもなります。

つまり、体温が低ければ低いほど、多くの病気にかかる可能性が高くなります。心筋梗塞、脳卒中、がん、アレルギー性疾患、婦人科系疾患といった身体疾患はもちろん、うつ病、神経障害などの精神神経疾患まで、あらゆる病気の発病に影響を与える可能性があるのです。

ちなみに、冷え性の人が体を温めるための食事のポイントは、**30**で紹介したとおりです。

42 むくみに効果的な呼吸法がある？

答え ○

長時間の立ち仕事を強いられる看護師さんは、足のむくみで悩まれる方が多いようです。むくみとは足の血液の流れが悪くなり、水分が溜まる症状ですが、最近、足の静脈の異常により引き起こされるむくみがあることもわかってきました。

むくみで悩む方の足を調べてみると、ほとんどの方に「静脈瘤《じょうみゃくりゅう》」が認められます。静脈瘤とは、足の静脈に血液が溜まる状態が長く続いた結果、血管が皮膚の表面に浮き出てしまう症状です。皮膚表面にできる「クモの巣状静脈瘤」や、内部の太い血管にできる「伏在《ふくざい》静脈瘤」などがあります。

さらに、むくみやすい方の足の静脈を調べると、心臓へ還流する静脈血の逆流を防ぐ〝弁〟が壊れている方が多いこともわかってきました。これでは血液が下肢に溜まってしまうのも当然ですし、その状態が長く続けば水分が血管の外にしみ出し、血液粘度が高まり静脈内で血栓ができる恐れが出てきます。いわゆる「エコノミークラス症候群」の原因にもなります。

では、血流をよくしてむくみを改善するには、どうしたらよいのでしょうか。まず、おすすめしたいのは、「第二の心臓」と言われるふくらはぎを利用して血流をうながす方法。これは、軽く前に出した足の足首を、ゆっくり上に曲げるだけですが、それだけで一気に10倍以上も血流速度が高まります。5～10回を1セットにして、30分～1時間に1回行なうと効果的です。

もうひとつは、腹式呼吸で、おなかを膨《ふく》らませながら息を吸い込み、荒川静香《あらかわしずか》選手のイナバウアーのようにうしろに反《そ》り返《かえ》ります。続いて前かがみに戻しながらゆっくり息を吐きます。腹式呼吸を行なうと、息を吸った時におなかの圧力が高まります。その圧力で腹部の静脈がいったん押され、息を吐く時、反対に圧力が弱くなるため静脈の流れが改善すると考えられます。ゆっくりと数回繰り返しましょう。

ただし、ふだんあまり体を動かしたことがない方や、腰を痛めたことがある方は、うしろへの反り返りの部分を省略して行なっても効果が期待できます。

43 ムズムズ脚症候群の原因は腰？

答え ×

原因を発見するまでに、平均4年弱もかかる「睡眠障害」をご存知ですか？

それは、脚がムズムズすることからムズムズ脚症候群とも言われる「レストレスレッグス症候群」です。この病名から睡眠障害とは思わず、自分には関係ないと考えている方も多いのですが、じつは推定で200〜500万人もの患者さんがいるとされる、ありふれた病気です。

脚のムズムズ感は、人により異なり「虫が這《は》うようなムズムズ感」と表現する方や、単純にだるい、うずく、ひきつる、熱い、冷たいなどと言う方もいます。ただ、このような不快感を示す病気はたくさんあることから、医師もなかなか確定診断ができないというのが現状です。

最近の研究で、この脚の不快感は、脳からもたらされていることがわかってきました。私たちの脚はふだん、さまざまな刺激を受けています。その刺激は信号化され、脊髄から脳へ送られます。ただ、なかには生命活動に不必要な信号（刺激）もあります。その信号をブロックするためにA11と呼ばれる神経細胞が、脊髄の興奮を抑え、不必要な信号の侵入を阻止していると考えられています。

ではは、どうして不必要な刺激のムズムズ感が脳に伝達されるのでしょう。これはあくまでも仮説ですが、A11の働きがなんらかの理由で弱くなると、ブロックしていた信号が脳に入ってしまうと考えられています。すると、脳は過敏状態になり、もともとたいしたことのなかった刺激を、徐々に強い刺激と感じるようになり、がまんできない不快感を感じるようになるのです。これが、ムズムズ感の正体です。

不快な症状が夜（就寝中）に現われるのは、A11細胞の働きに欠かせない栄養素である血液中の鉄分量が減少するためではないか、と考えられています。

また、抗うつ薬などの薬剤が原因となることもあり、不規則な睡眠や夜間のカフェイン摂取なども症状の悪化をきたします。健康保険が適応となる治療薬もありますので、もし、脚の不快な症状により眠れない場合は、精神科や心療内科などの睡眠医療に詳しい専門医にかかることをおすすめします。

44 巻き爪の人は大きめの靴をはけばよい？

答え ✕

巻き爪は、もっとも多い足のトラブルのひとつです。足指の爪の両端がカーブを描き、まるでロールケーキのようになった状態です。男性はあまり気にならないかもしれませんが、かかとの高い靴をはく機会の多い女性には、人知れず悩んでいる方が多いようです。よく発症する部位は親指です。

巻き爪は、一見すると爪の両端が指の肉に食い込み痛そうですが、じつはそれほどでもありません。それよりも、体のバランスが悪くなり転倒事故が多くなることこそ、問題なのです。ある研究者によると、爪にトラブルを持つ人は、転倒の危険が2・3倍も高いと言います。

これは足の親指に集中して存在する「メカノレセプター」が、うまく機能していないことが原因です。メカノレセプターは足裏にかかる圧力を敏感に察知し、バランスを崩さないように体の姿勢や傾きを制御するセンサーですが、巻き爪により親指に食い込みができると、親指にはすでに圧力がかかっていると判断し、無意識のうちに踏み込みを避けようとすると考えられています。

巻き爪は爪の切り方に問題があると、できやすくなります。親指の爪は一般的に、爪先の肉の部分が見える程度に、白い部分を残して切る方が多いのですが、これではすでに深爪状態で、メカノレセプターに誤った判断をさせてしまう恐れがあります。正しくは、爪先の白い部分で肉を隠す必要があり、そのためには指の形に沿って爪を切るようにしたいものです。

また、靴のサイズも問題です。小さ過ぎる靴をはいていると、爪や指を圧迫し傷つけてしまいます。すると痛みをかばってしまい、親指にかかる圧力が不足ぎみになり、巻き爪が形成されます。

逆に大きすぎる靴は足が前滑りするため、小さ過ぎる靴と同様に、爪と指を傷める可能性が高くなります。やはり靴は、サイズの合ったものを選ぶことが基本です。そして、かかとをしっかり固定できて、指先に1センチほどのゆとりがあるサイズが理想的です。

5章 風邪

45 マスクをしていても風邪は予防できない？

答え ✕

風邪が流行する時期になると、町中にマスクをした人が多くなります。二〇〇九年、新型インフルエンザが流行した時は、マスクが売り切れる薬局が続出し、話題になったものでした。

よほど重症にならない限りマスクをする習慣のないアメリカやヨーロッパでは、この日本の光景がとても奇異に映るらしく、「日本人はマスク姿の異常な集団」などと、おもしろおかしく報道されることがあったようです。

では、日本人はなぜマスクをするのでしょうか？「風邪を人にうつさないためのエチケット」とか、「風邪を予防するために決まっているでしょう」と言われそうですが、はたしてマスクにそのような効果があるのでしょうか？

じつはマスクをしても、ひとたび咳をすれば、風邪の原因ウイルスは秒速10メートルもの猛スピードで、マスクの外へ飛び出してしまいます。

なぜなら、ウイルスは1ミリの約1万分の1〜10万分の1とひじょうに小さな生物なのに、マスクの穴（織り目）は、ウイルスをサッカーボールにたとえると、サッカーコートにも匹敵する大きさです。最近は高密度素材のフィルターのついたマスクがありますが、これにしてもウイルスを完全にブロックすることなど不可能です。

つまり、マスクには、咳やくしゃみで飛び散るウイルスを若干減らすことはできても、完全に阻止する「人にうつさない効果」はあまり期待できません。

ただし、マスクの内側には呼吸のたびに湿気が溜まり、のどや気道の乾燥を防ぎます。また、この湿気の層が、ウイルスの侵入を阻止するバリアになります。ウイルスは湿気が苦手で、湿度の高い環境では増殖力も弱くなります。

マスクは、すでに風邪を引いてしまった人の「のどの痛みをやわらげたり、ウイルスから自分の身を守ったりする効果」なら期待できそうです。

冬場に外出する時は、積極的に利用してほしい風邪予防アイテム、それがマスクです。

46 水よりも塩水、うがい薬のほうが効果的?

答え ×

「風邪の予防は手洗いと、うがいが基本」

風邪が流行る季節になると、さかんに言われる言葉です。たしかに、まちがいではありません。外出先から帰宅した時などは、のどや手に付着した細菌、ウイルス、汚れなどを洗い流せば、それだけで風邪予防の効果が期待できます。

ただ、問題はうがいのしかた。たとえば、1、2回ガラガラとやってもあまり効果はありません。正しいうがいは、のどを洗うための十分な量(20ミリリットル程度)の水を含み、上を向いて舌を出すようにしながら、のどの奥で15秒ほどガラガラします。これを3回以上繰り返すと効果的です。

うがいに用いる水は、水道水でかまいません。よく塩水でうがいをする人がいますが、うがいの効果はただの水と変わりません。塩には殺菌効果があるので、のどのウイルスを殺してくれるような気がするのでしょうが、塩水でウイルスは死にません。

正しいうがいのしかた

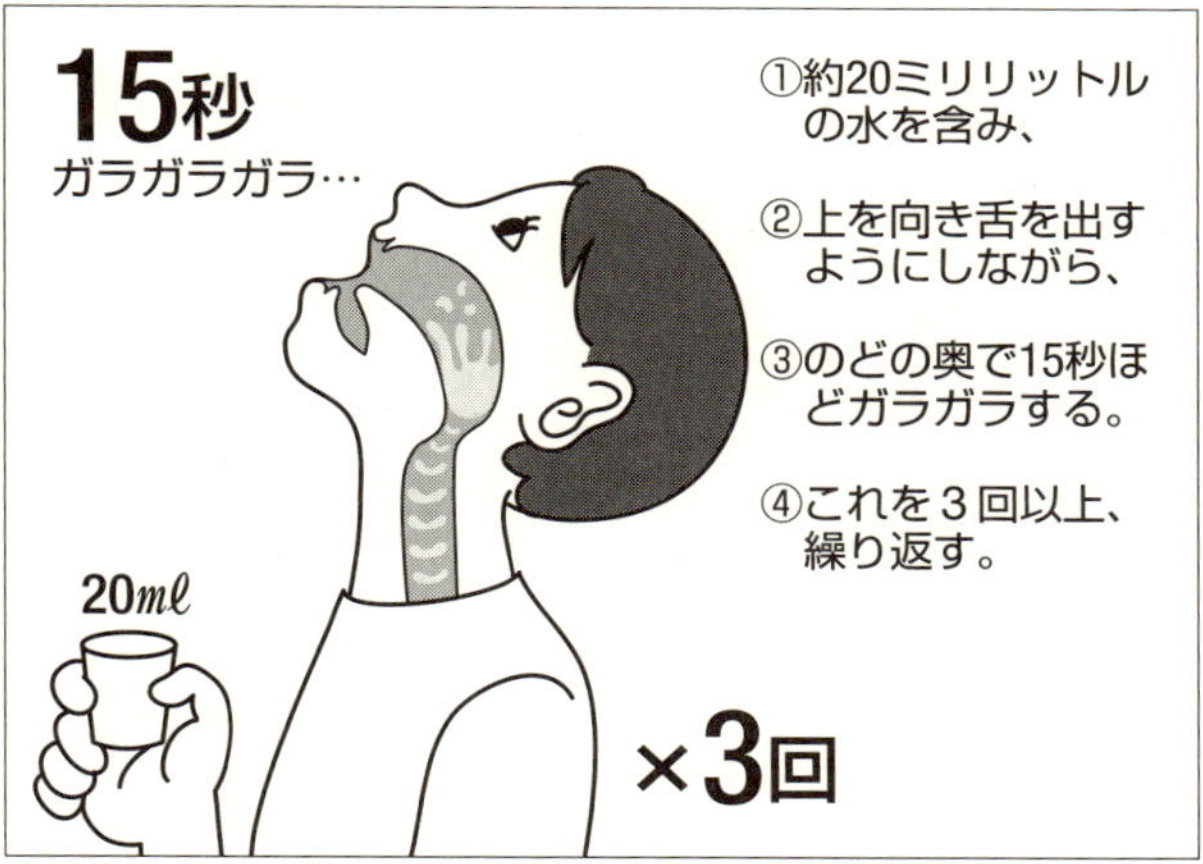
15秒
ガラガラガラガラ…
①約20ミリリットルの水を含み、
②上を向き舌を出すようにしながら、
③のどの奥で15秒ほどガラガラする。
④これを３回以上、繰り返す。
20mℓ
×3回

もし、塩水がウイルスをやっつけてくれるなら、風邪を引いた時、塩水をのどに塗ったり、飲めば治ることになります。

風邪予防のためのうがいの目的は、あくまでものどについた細菌、ウイルスなどを洗い流すこと。したがって、ただの水でも十分です。

実際、水でうがいをした場合の風邪の発症確率は、しない場合に比べ40％も低下。いっぽう、ヨード液のうがい薬には、水によるうがいを上回る予防効果は得られなかった、との京都大学保健管理センター川村《かわむら》孝《たかし》教授らの実験データがあります。

47 風邪の発熱は薬で下げる？

答え ✕

風邪やインフルエンザに感染すると、38度以上の発熱が数日間続くことも珍しくありません。

これは人間の免疫機能を担う白血球が、体に侵入した〝敵（細菌、ウイルス）〟をやっつけようと必死に戦っているからです。体は、発熱することで、熱に弱い細菌やウイルスを効率よく退治する防御システムを持っています。

したがって、風邪やインフルエンザに感染して発熱した際には、安易に解熱剤で熱を下げるべきではありません。薬の力で、すぐに熱を下げる行為は、奮闘する白血球の足を引っ張ることにほかならないのです。

免疫力は、体温が1度上がれば約5倍に高まり、1度下がればおよそ30％低下すると言われています。38度台までの発熱ならば、あわてて薬で熱を下げる必要はありません。自然に落ち着くまで、水分補給を欠かさず、安静を保つように心がけましょう。

しかしいっぽうで、内臓機能は熱が1度上がると、10％近く低下するという説もあります。とくに胃腸症状がある場合、水分補給の不足と下痢、さらに高熱による発汗から急激な脱水となり、全身状態が悪化してしまいます。39～40度の高熱が1日以上続く場合は、体が受けるダメージもかなり大きくなると考えられます。

このような場合、解熱剤が必要なこともありますが、まずは家庭で体を適度に冷やしながら、自然な解熱を試みてください。

かつて、発熱の際には額の上に冷たいタオルを当てたり、氷嚢《ひょうのう》を載せたりするのが定番スタイルでした。近年では冷却シートが人気のようです。しかし、おでこを冷やすこの方法、気持ちはよくても熱を下げるためには有効とは言えません。

熱を効率よく下げたいのであれば、皮膚の浅いところを走る動脈を冷やし、全身を巡る血液の温度を下げることです。首筋、脇の下、そして、ももの付け根を布で包んだ保冷剤などで冷やせば効果的です。

48 風邪を引いたら、汗をかくのがよい？

答え ×

「風邪を引いたら、大量に汗をかくようにして熱を下げればいい」という患者さんたちの話をよく聞きます。

なかには「たくさん着込んで布団を被《かぶ》って温かくして寝れば、風邪など一発で治る」と信じ、実際に行なっている方もいます。

たしかに、漢方薬のなかには発汗をうながして解熱させる効能を持つものもあり、いままでも、風邪の初期段階で発汗していない時に処方されることはあります。しかし、体を熱くするような行為で、患者さんに無理矢理、汗をかくよう指導する医師は、いまや皆無でしょう。

何より熱が上がっている時に、着膨《きぶく》れするほど厚着をさせれば、患者さんがつらいだけでしょう。それでなくても、青息吐息の状態なのに、大量に汗をかけば、著しく体力を消耗させてしまいます。

とくに、体温調節が未熟な子どもや、体力のない高齢者にはひじょうに危険です。突然、体調が悪化することもあるので、厚着をさせるのは極力避けるようにしてください。

もちろん、適度な室温を保つことは必要です。また、熱の上がりはじめに悪寒《おかん》を感じる時は、布団や毛布などで体を温めなければなりません。無理な発汗は、体内の水分を急速に失わせ、脱水状態に陥る可能性を高めます。ここに体の疲労が重なると、風邪を長引かせるばかりか、症状をこじらせて肺炎などの危険な病気につながることもあるのです。

風邪の治療に特効薬はありません。一定の経過をたどりながら自然に治っていくものですから、水分と栄養を補給しながら、ゆっくり静養するのが一番です。

それでも高熱が続いて苦しい時や、どうしても熱を下げたいという時は、太い血管の集まる脇の下や、首の周囲を冷たいタオルで冷やし、物理的に体温を下げるほうが発汗療法より確実ですし、脱水予防のためにもよいのです。

49 風邪の時は風呂に入ってはいけない？

答え ✕

「先生、風邪を引いているのですが、入浴してもいいですか？」と患者さんによく尋ねられます。

そんな時私は、患者さんの全身状態を診て、問題がなければ「いつもと同じ入浴ではダメですが、ぬるめのお湯で〝カラスの行水《ぎょうずい》〟程度ならいいですよ」と答えることにしています。

それでは、なぜ、「いつもの入浴」はいけないのでしょうか。それは、入浴をするとエネルギーが消費され、体力が著しく消耗するからです。たとえば、20歳代の体重65キロの男性が30分間入浴すると、100キロカロリーほど消費します。

これは30分間の自転車こぎや、1時間程度のウォーキングとほぼ同じエネルギー消費量です。風邪で体調がすぐれない時、体力を消耗すれば、治りが遅くなってしまいます。

さらに、湯冷めが問題です。健康な人でも湯船でゆったり温まったあと、脱衣所に行くとブルッと震えることがありますが、熱の出ている人は自分の体温と外気温との差が大きくなるので、よけいに体温が奪われやすくなるのです。

「それなら、すぐに服を着ればいい」と思うでしょうが、風呂から上がって水滴をよく拭き取っても、しばらくは体温調節のために汗が出ています。その状態で下着を着けると、布地に汗がしみ込み、湿った状態になります。その汗が蒸発する時、体温を奪い、体を冷やします。

したがって、風邪を引いている時は「疲れず、湯冷めのしない風呂の入り方」をしなければなりません。

それが、カラスの行水です。ぬるめのお湯にさっと入って、体を洗って上がります。この時、脱衣所や風呂場をあらかじめ暖めておき、タオルで汗を拭き取ったあと、しばらくしてから服を着ると、疲労や湯冷めを防げます。

つまり、風邪を引いている時の入浴はかまいませんが、入り方がポイントになるということです。

50 市販の風邪薬は、風邪を治す薬である？

答え ×

「風邪薬をいくら飲んでも、風邪を根本から治すことはできません」

これは本当の話です。病院で処方される薬も市販薬も、咳、鼻水、鼻づまり、発熱などの風邪の症状を緩和して、体を楽にするだけの対症療法薬に過ぎません。総合感冒薬《そうごうかんぼうやく》と呼ばれる薬も、解熱鎮痛剤、鎮咳去痰剤《ちんがいきょたんざい》、抗ヒスタミン剤などをバランスよく複合した医薬品であり、風邪を治すことはできません。

風邪の90％以上は、ウイルス感染により発症します。したがって、風邪を根本的に治すためには、ウイルスを退治する薬が必要です。「タミフル」や「リレンザ」といった薬は、インフルエンザウイルスを退治する抗ウイルス薬ですが、あくまで抗インフルエンザウイルス薬であって、通常の風邪には効果はありません。

また、風邪の原因となるウイルスはおよそ２００～３００種類とひじょうに多く、それぞれの大きさ、性質、増殖部位が異なることから「すべてのウイルスに効果のある薬」の開発は困難です。

したがって、ウイルス退治は体の免疫機能に委《ゆだ》ねるしかありません。風邪の治療に休養と栄養補給が重要なのは、この免疫機能を十分に働かせるためなのです。

ところが、抗生物質で風邪が治ると誤解されている患者さんも少なくありません。「抗生物質は細菌を殺すのだから、ウイルスにも効果があるはずだ」と信じ込んでいらっしゃるようです。

細菌とウイルスはまったく別ものです。細菌の大きさはウイルスの何十〜何百倍もあり、なかには肉眼で見えるものもありますが、ウイルスは電子顕微鏡を使わない限り見えません。また、細菌は自分自身が分裂して増殖できるのに対し、ウイルスは他の生物に寄生して、その生物の力を借りて増殖します。

ですから、抗生物質がいくら細菌退治に効果があっても、風邪に効くことはほとんどありません。抗生物質は万能薬ではないし、過剰に使用すると、細菌に耐性ができて、抗生物質の効かない細菌が蔓延《まんえん》してしまうことがあることも覚えておいてください。

51 妊婦はインフルエンザ予防接種を避けるべき？

答え ✕

「妊娠中にインフルエンザに感染すると、心臓や肺の機能が悪化して、命にかかわる病気になる危険度が増す。流産や早産、胎児の発育遅延を引き起こす可能性も高くなる」と言われています。

このため、妊娠中にインフルエンザシーズンを迎える妊婦さんは、インフルエンザワクチンの接種を受けるべきか、やめるべきか……と、おおいに悩んでいらっしゃるのではないでしょうか。胎児への影響を考え、なかなか決断できないという気持ちも十分に理解できます。

ただ、インフルエンザワクチンは病原性をなくした不活化《ふかつか》ワクチンなので、妊婦や胎児に対する影響がほとんどなく、安全性が高いと言われています。

アメリカでは、妊娠期間がインフルエンザシーズンにかかるすべての妊婦に、ワクチン接種がすすめられ、毎年、約60万人に季節性ワクチンを接種しています。それでも、母体や胎児に対する大きな問題はいままで報告されたことはありません。

日本では「妊婦へのワクチン接種は避けたほうがいい」という慎重な意見もあり、接種する妊婦は、それほど多くはありませんでした。

しかし最近、妊婦はインフルエンザウイルスに感染すると重症になる危険性が高いことが指摘されるようになり、産婦人科系の医師や学会を中心に、妊婦に対してもインフルエンザワクチンを接種しようとする考え方が主流になっています。

ワクチン接種のメリットとデメリットを比較すれば、メリットのほうがはるかに大きいと思います。妊娠中でもワクチン接種を受けたほうがいいのです。

ただし、頻度は低いものの、インフルエンザワクチンとギランバレー症候群との関連性が報告されているので、この病気を持つ人は接種を控えたほうがいいでしょう。

また、ワクチン製造過程で鶏卵が用いられることから、卵アレルギーのある人も注意が必要です。

いずれにしても、妊婦さんは定期的な検診があるはずですから、主治医や助産師とよく相談して、接種を受けるかどうか判断されるといいでしょう。

6章 ケガ・外傷

52 すり傷、切り傷は消毒したほうがよい？

答え ×

元気なお子さんのいる家庭では、すり傷や切り傷は日常茶飯事。薬箱には消毒薬の白チン（塩化ベンゼトニウムなど）が常備されているのではないでしょうか。そして、病院にかかるほどでもない、ちょっとした小さな傷は、消毒をしたあと、ガーゼつきの絆創膏《ばんそうこう》などで保護しているのではないかと思います。

この処置は、以前だったら正解でした。私の子どもの頃は、赤チン（マーキュロクロム液）などが大活躍したものです。そして、毎日消毒を繰り返すとともに、化膿《かのう》させないようになるべく早く傷を乾燥させ、かさぶたを作ったほうが治りは早いと信じられていました。

ところが最近は、消毒や乾燥させないほうが、傷は早く治ると言うのです。消毒をすると、刺激性のある消毒液が、細菌より先に自然治癒力を持った皮膚の細胞を殺してしまいます。消毒した時、傷がシミたり、痛んだりするのは、正常細胞にダメージを与えているからです。全国的にも珍しい「傷の治療センター」を備える石岡第一病院の夏井《なつい》睦《まこと》医師は、「傷は消毒をせず、乾燥もさせず、ラップのようなもので覆ったほうが早く、きれいに治る」と話されています。

実際に、外科の現場もいまや、手術後の傷を消毒する病院はほとんどなくなり、手術室で傷をラップ状のもので密閉したあと、1週間ほどそのままにしておくという処置法が主流です。医学常識は、さまざまな研究の進展などで覆ることがありますが、これもそのひとつです。

それでは、すり傷や切り傷の正しい処置は、どのようにしたらよいのでしょうか？

まず、傷についた細菌を流し落とすために、10分以上、流水で洗います。その後は、ラップを貼りつけたり、くるんだりしておけば、白チンなどで消毒をする必要はありません。それだけで、ほとんどのすり傷、切り傷はきれいに治ります。

お子さんが次に傷を作った時には、この処置を試してみてはいかがでしょうか。消毒によるシミや痛みがないので、喜ぶでしょう。ただし、毎日流水で傷口を洗い流すことを忘れずに。そして、治りが悪い時には医療機関の受診をおすすめします。

53 鼻血を止めるには、ティッシュを鼻に詰める?

答え ×

のぼせたり、異常に興奮したりすると鼻血が出た、という経験のある人は多いのではないでしょうか。とくに、思春期などには、ちょっとしたことで鼻血……という人もけっして少なくないと思います。

ただし、鼻血を軽く見てほしくありません。

鼻血の原因には「局所的原因」と「全身的原因」のふたつがあり、ほとんどのケースが前者で、鼻の鼻中隔《びちゅうかく》(鼻腔をふたつに分ける壁)という部位の、前方にあるキーゼルバッハと言われる部位からの出血によるものです。

キーゼルバッハにはたくさんの毛細血管があり、表面は薄い粘膜で覆われています。そのうえ、鼻の入口に位置するため、傷つきやすく、心身に大きなストレスがかかると出血しやすくなるのです。

いっぽう全身的原因には、血友病、紫斑病《しはんびょう》などの血液の病気や肝臓病、さらには高血圧など血管から出血しやすくなる病気により、鼻血が出ることがあります。また、生活習慣病などで動脈硬化が進み、血管壁が弱まることが原因で鼻血が出ることがあるので、注意が必要です。もし、頻繁に鼻血が出るという人は、一度、精密検査を受けることをおすすめします。

さて、ちょっとした鼻血、つまり、局所的な鼻血の処置法として、一般的に行なわれているティッシュを鼻に詰めて止血するのは正しいのでしょうか?

これは残念ながら誤りです。ティッシュを詰めると、逆に鼻の粘膜を傷つける可能性が高く、うまく傷口を圧迫することも困難です。その結果、さらに出血をうながすことも考えられます。また、鼻血が出たら上を向いたり、うなじをトントン叩いたりすると鼻血が止まるというのも医学的には迷信です。

それでは、鼻血が出た時、どのように対処したらいいのでしょう?

まず、俗に小鼻（鼻翼《びよく》）と言われる場所を親指と人差し指で5分以上、強く圧迫してください。これで、ほぼ出血は止まります。さらに、鼻の上部（目と目の間）を氷嚢で冷やすと止血効果がさらに高まります。

54 やけどをしたら患部に氷水を当てる？

答え ×

家事に追われる主婦の方にとって、「やけどなど、いちいち気にしていられない」というのが本音でしょう。

でも、実際にやけどをした時、どのような処置をしていますか。

やけどは、その範囲の大小にかかわらず、体に大きなダメージを与えます。やけどをした時正しい処置を行なえば、痕《あと》も残らずきれいに治るのですが、氷水を当てたり、市販のクリーム薬を塗ってお茶をにごしているというなら、ちょっと待ってください。

なぜなら、氷水を当てると、冷たい氷とやけどをした皮膚の間にぬるい水の層ができてしまいます。このぬるい水の層は動くことがないので、かんじんなやけどをした部位を冷やすことができません。

やけどをした時、まず、最初にしなければならないことは水道水を流しながら、最低10分以上冷やすこと。これが、やけどに対する最善の対処法です。

冷やすことで、やけどをした部分のさまざまな病変の進行が止まり、痛みも軽減されます。また、やけどをした部位の化膿防止という意味からも、流水で細菌を洗い流したほうがいいのです。

顔や頭など水をかけにくいところは、一般的には氷水に浸《ひた》したタオルや氷嚢などで冷やしてもいいと言われていますが、前述のとおり、あまり効果は期待できません。洗面器やホースを使い、なるべく流水で冷やすようにしてください。

ただし、皮膚に衣服がくっついているようなやけどの場合は、服は脱がさずに、そのまま冷やしてください。無理に服を脱がすと、患部に大きなダメージを与えてしまいます。

また、やけどの範囲が体表面積の1％以上の場合は、十分に冷やしたあと、必ず病院に行ってください。体表面積の1％の大きさとは、おおよそ手のひらぐらいです。これ以上のやけどは感染症などの恐れもあり、自己治療は危険です。

55 水虫は、薬を使わなくても治る？

答え ×

いまや、水虫大国と言われる日本。推定では、なんと２５００万人もの方が水虫に悩んでいます。なかには、「お父さんに家族全員が水虫をうつされた……」という笑い話ではすまされないケースもあり、もはや「たかが、水虫」と言ってはいられない状況です。

水虫治療の基本は、清潔、乾燥、薬物療法が一般的な常識です。でも、皮膚科にかかることもなく、「足指を酢につける」「殺菌力の強いニンニクを靴に入れる」「熱い砂浜を歩く」などといった民間療法で治療しようとする人が多く、医師として驚かされます。

民間療法のすべてを否定するわけではありませんが、はっきり言って、水虫に対するこの種の民間療法はまったく効果がないと断言します。

酢やニンニクの殺菌力は認めますが、水虫の元凶の白癬菌《はくせんきん》を死滅させるほどのものではありません。なぜなら、白癬菌は皮膚の表面にくっついているのではなく、奥のほうに根を張って棲息しているため、いくら酢やニンニクで表面を殺菌しても白癬菌にはほとんどダメージを与えることはできないのです。

同様の理由で、夏の灼熱の砂浜を裸足でいくら歩いても、水虫を治すことは不可能です。逆に、このような民間療法を長く続けていると、皮膚がただれたり、かゆみが強くなったりすることがあるので注意してください。

いまは、治療効果の高い塗り薬や飲み薬が開発されています。根気よく2、3カ月治療を続ければ、水虫の症状が治まってきます。

ただ、皮膚科にかかって治療した結果、かゆみが軽減すると「もう、治った」と自己判断し、通院をやめてしまう人も多いようです。これでは、生き残った白癬菌が、やがて復活し、再発します。

やはり、医師に「治りました」と言われるまでは、水虫を徹底的に治すという意志を持ち、治療を根気よく続けることが大切なのです。

56 骨密度が高くても骨折する？

答え ○

骨粗鬆症《こつそしょうしょう》という病気をご存知ですね。骨がスカスカになり、もろくなってしまう病気です。骨がもろくなれば、骨折も多くなります。とくに、高齢者などでは大腿骨《だいたいこつ》と骨盤の付け根（大腿骨骨頭《こつとう》）を骨折し、そのまま寝たきりになってしまうケースも数多く報告されています。

では、〝骨がスカスカになる〟というのは、具体的にどのような状態なのでしょう。骨粗鬆症の患者さんのエックス線写真からは、骨の内部の密度があきらかに低下して、味噌汁などに入れる麩《ふ》のような状態になっていることがわかります。

「これでは、骨折しやすくなるのも当然だ」と誰もが感じるのではないでしょうか。ところが、最近の研究で「骨密度で説明できる骨折リスクは70％」と報告されました。つまり、骨密度の高低だけが骨折の原因ではなく、たとえ骨密度が正常であっても骨折する人が30％いるということです。

ここには、骨の新陳代謝が深くかかわっています。骨は破骨細胞《はこつさいぼう》により、およそ20日間かけて壊され、骨芽《こつが》細胞が約90日で再生します。この間の再生中の骨は、小さなへこみができているような状態ですから、折れやすくなるのです。

また、破骨細胞の働きを抑える女性ホルモンが減少すると、破骨活動が活発となり、ますます骨折リスクを高めます。

日本骨粗鬆症学会の『骨粗鬆症の予防と治療のガイドライン二〇〇六年版』によれば、同じ骨密度であっても、次のような項目に当てはまる人は、骨折リスクがその分だけ高まるとしています。

○過去にささいなことで骨折したことがある人（2倍）
○親が大腿骨骨頭を骨折している人（2・3倍）
○喫煙習慣のある人（1・3〜1・8倍）
○日本酒換算で1日2合以上の飲酒習慣のある人（1・3〜1・7倍）

いかがですか？　もし、該当する項目があれば、たとえ骨密度に自信があっても、骨折には十分に注意してください。

7章 病気

57 花粉症にかかると一生治らない？

答え ✕

現在の花粉症治療は、対症療法が中心……と01でお話ししました。ただ、これは、花粉症にかかると一生治らない、ということではありません。

「減感作療法」を受ければ、花粉症を根本的に治すことも可能です。毎年、ひどい花粉症に悩まされているという方は、検討してみてはいかがでしょうか。

減感作療法は、花粉症の原因のスギやヒノキなどの花粉エキス（アレルゲンエキス＝抗原物質の希釈液）を少しずつ体に投与することで、アレルギー物質に体を慣らしていく治療法です。日本では40年前から始まりましたが、現在でもアレルギー体質の改善が期待できる唯一の療法とされ、アトピー性皮膚炎やアレルギー性鼻炎治療にも導入されています。

ただ、一般的な減感作療法は治療期間が2～3年と長く、アナフィラキシーショック（過剰なアレルギー反応）を起こす可能性があるうえに、厚生労働省のデータでは、治癒・改善率はおよそ60％にとどまります。治療を受けた患者さんのすべてが改善するわけではありません。このため、躊躇する患者さんが多いのも事実です。

そこで、最近、開発されたのが、「舌下《ぜっか》減感作療法」です。この療法は病院で処方されたスギ花粉症のアレルゲンエキスを自宅に持ち帰り、アレルゲンをパンに浸して舌下に含んだり、垂らしたりして自分で投与するものです。このため、患者さんの通院負担がかなり軽減します。アナフィラキシーショックを誘発する危険性がきわめて低い、安全な減感作療法と考えられています。

すでにヨーロッパなどでは定着していますが、日本では現在、千葉大学、東京医科大学などで治験中です。認可まではあと2年ほどかかるかもしれません。

いっぽう、アレルゲンを錠剤にして、口に含む「舌下免疫療法」もアメリカで開発されています。日本への導入時期は未定ですが、認可されれば患者さんの負担はさらに大きく軽減することになるでしょう。

このように、減感作療法は伝統的な治療法ですが、日々進化を遂げている新しい治療法とも言えます。花粉症完治に向けて期待したいと思います。

58 近視の人は老眼にならない？

答え ×

近視の人は老眼にならない、あるいは、なりにくいということはありません。実際に、メガネ屋さんに行けば遠近両用メガネがすぐに入手できますし、大手メガネショップはテレビなどで大々的にCMを流しています。

近視、遠視、乱視、いまは正常な人にも、加齢とともに必ず老眼は訪れます。

老眼は、目のレンズとも言える水晶体を調節する筋肉が衰えたり、水晶体そのものに弾力がなくなったりすることで起こります。いずれの原因でも、近いポイントに焦点が合わなくなるので、新聞、雑誌などをなるべく遠ざけて読むようになります。

水晶体とそれを調節する筋肉の加齢にともなう衰えは、避けられません。長く生きている限り、誰も老眼から逃れることはできないのです。

近視は、眼球の長さ（角膜から網膜までの距離）と水晶体や角膜の屈折力が大きすぎると起こります。小さな子どもにも近視が見られるように、成長過程で起こる目の

遠近両用メガネの構造

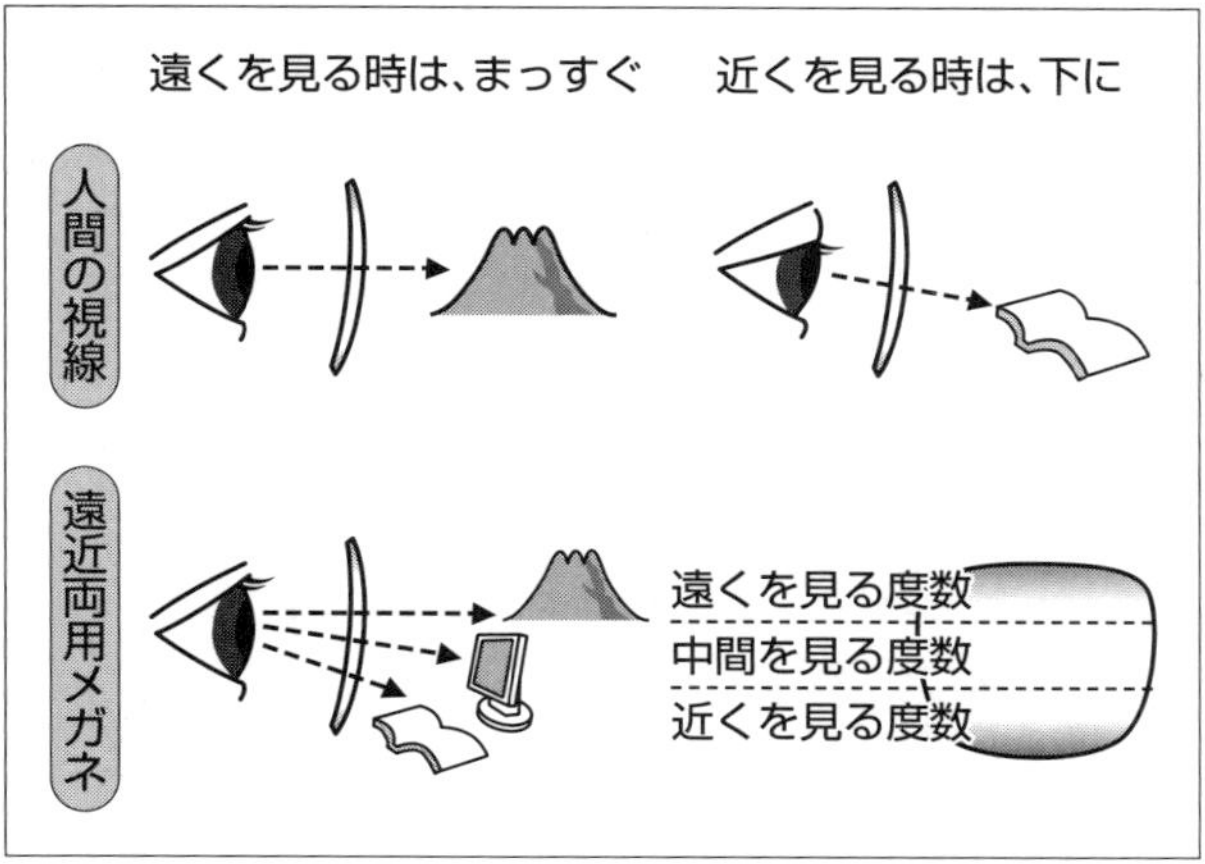

異常です。両者は、異常が起こる場所も原因も異なることから、近視の人にも老眼が出てくるのです。

いまは遠近両用メガネだけではなく、中近両用メガネなど使用目的に合わせてメガネをあつらえるようになりました。遠近両用のコンタクトレンズもあります。

ピントの合わないメガネで眼精疲労を招くより、適切なメガネを選んでストレスのない視野を確保していただきたいと思います。

59 自分では気づかない「隠れ難聴」がある？

答え ○

「高齢になれば、耳が遠くなるのはあたりまえ。難聴は年のせい……」

誰でもそのように考えます。ただ、加齢以外の原因による〝新しいタイプの難聴〟があきらかになっています。

それは、高脂血症、糖尿病、腎臓病などに起因する動脈硬化による難聴です。血管に異常があると、耳の最奥に位置する「有毛細胞《ゆうもうさいぼう》」に十分なエネルギーを供給できないことから、難聴につながりやすいと言われています。

また、音を脳で聞く高齢者が多いことも、最近わかってきたことです。たとえば、市街地の騒音のなかで難聴のご高齢者と会話をします。すると、本人になじみのある言葉は聞き取ることができますが、新しい言葉や若者言葉にはまったく反応しないことがあるそうです。

つまり、慣れた言葉は多少聞き取りづらくても脳が補正するため、聞こえているよ

耳の構造

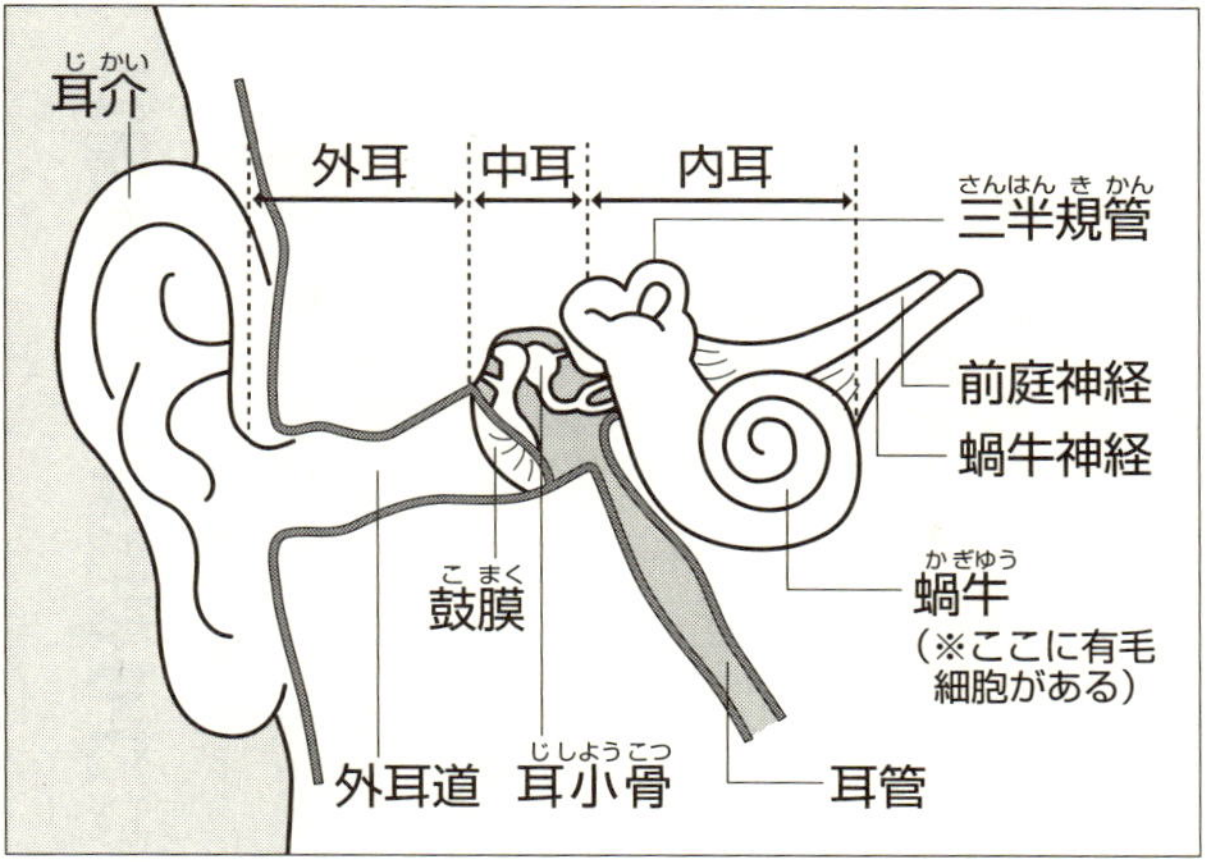

うに感じているのです。

このため、本人は難聴に気づきません。それで、みすみす症状を悪化させてしまいます。その結果、外での会話はさらに困難になることから外出を控え、家に閉じこもりがちになり、認知症にもつながりやすくなるという研究データも出ています。

高齢者と同居している方は、聞きまちがいが増えてきたら、ご注意ください。

また、高齢者と会話をする時は、話しかける前に肩を叩き、顔を合わせながら話すと聞き取り力をアップさせることができます。

60 腎臓が悪い人は脳卒中になりやすい？

答え ○

「先生、腎臓病で脳卒中や心筋梗塞が起こるって本当ですか」

先日、来院された40歳代の患者さんに尋ねられました。なんでも、お父様が腎臓病を患っており、心配でしかたないとのこと。

腎臓病は腎臓機能が低下して、血液の「ろ過」ができなくなり、やがて腎不全に陥る深刻な病気です。日本の腎臓病予備軍は、現在２０００万人にのぼると推定されています。自覚症状がないまま症状を悪化させ、やがて人工透析へ至る方たちが急増するのではないかと懸念されます。

ところが、人工透析が適応となるレベルより〝はるかに軽度の腎臓病〟が動脈硬化と深くかかわり、脳卒中、心臓病のリスクを高めていることが、ここ数年の研究であきらかになり、医学界に衝撃を与えています。

はるかに軽度の腎臓病とは、腎臓のろ過フィルターがまだ60〜30％残っている状態

（慢性腎臓病ステージ3）で、人工透析まではまだ十分な余裕がある段階です。このステージの患者さんのその後5年の経過を追った疫学調査（一九九六～二〇〇一年／2万８０００人対象／オレゴン健康科学大学腎高血圧内科《じんこうけつあつないか》キース博士の研究）では、なんと24％が脳卒中や心筋梗塞で死亡し、腎不全で人工透析や腎移植に移行したのはわずかに1％にとどまりました。

つまり腎機能が低下すると、腎不全になるよりも脳卒中、心臓病で死亡する危険性のほうがはるかに高まるということです。

これには、レニンというホルモンが関与しています。腎臓はろ過効率が落ちると、このホルモンを分泌し、全身に送り届けます。するとレニンは、全身の血管を締めつけ、血圧を上げることによって腎臓に多くの血液を流し込みます。これで腎臓は、ろ過能力を落とさずにすむわけです。

しかし、その結果生じる高血圧が、さらに腎臓にダメージを与えます。そしてまたレニンが分泌され、と悪循環が続くうちに全身の動脈硬化がさらに進行し、脳卒中と心臓病の危険性を高めるのです。

61 「境界型」糖尿病なら、まだ安心？

答え ×

「危なかった。『境界型』の糖尿病と診断されたけれど、まだ、糖尿病ではないから」健康診断の報告書を開き、そっと胸をなでおろしている方もいることでしょう。

「境界型」とは言うまでもなく、正常と糖尿病の間のグレーゾーンのことで、ここに属する方たちは〝糖尿病予備群〟と言われています。

健康診断などで行なわれる糖尿病の検査は一般的に、尿糖検査、空腹時血糖検査、ヘモグロビンA1c検査です。

尿糖検査で糖が確認されれば、きわめて糖尿病の疑いが強くなります。なぜなら尿へ血糖が漏れる場合、血液中のブドウ糖は、確実に170〜180ミリグラム／デシリットルを上回っているからです。また、ヘモグロビンA1cは1〜2カ月間の平均血糖値を表わす指標で、6・1以上は糖尿病の可能性が高いことになります。

空腹時血糖検査は文字どおり、食事前の血糖値です。日本糖尿病学会のガイドラインによれば、採血した血液中のブドウ糖量が110ミリグラム／デシリットル未満なら「正常型」、126ミリグラム／デシリットル以上なら「糖尿病型」、その中間の110以上～126ミリグラム／デシリットル未満が「境界型」と診断されます。

ところが、境界型の方がブドウ糖負荷検査を受けると、多くの方が糖尿病型と診断されます。つまり「通常の健診で測定した血糖値が境界型であっても、実際に糖を負荷してみれば、糖尿病型である可能性が高い」と言ってもいいでしょう。

糖尿病の診断は、糖尿病型の検査値異常が持続することを根拠にして行なわれます。しかし、境界型と言われて、「自分は糖尿病の一歩手前で、まだかかっていない。これから気をつければ治る」と都合よく考えてはいけません。

アメリカでは、国を挙げて糖尿病予防プログラムを作成しています。そして、境界型のほとんどの人は糖尿病に移行すると多くの論文に書かれています。日本でも、境界型の90％以上の人が糖尿病に移行しているのではないかと推定できます。

境界型も糖尿病予備群も糖尿病の初期段階と考え、生活習慣の改善を真剣に考えましょう。

62 男性にも更年期障害がある？

答え ○

これといった病気もないのに、めまい、不眠、倦怠感、のぼせなど数多くの症状に襲われる更年期障害。従来は女性特有の病気と思われてきましたが、最近は男性にも認められることがあきらかになっています。

女性の更年期障害は、閉経前後の卵巣の異常や、突然の機能停止による女性ホルモン（エストロゲン）異常により引き起こされます。

男性の場合は、加齢による男性ホルモン（テストステロン）の低下が発症に大きくかかわっていると考えられます。テストステロンは性機能、筋肉組織、認知機能、血管機能などの維持に深くかかわっており、このホルモンが減少すれば性欲減退、倦怠感、体力減退、うつ状態などさまざまな症状が現われます。

男性更年期障害は、「ＬＯＨ《ロー》症候群（加齢性性腺機能低下症候群）」とも言われるように男性ホルモンの減少が原因ですから、「男性ホルモンの補充療法」がもっとも有

「LOH症候群」のおもな症状

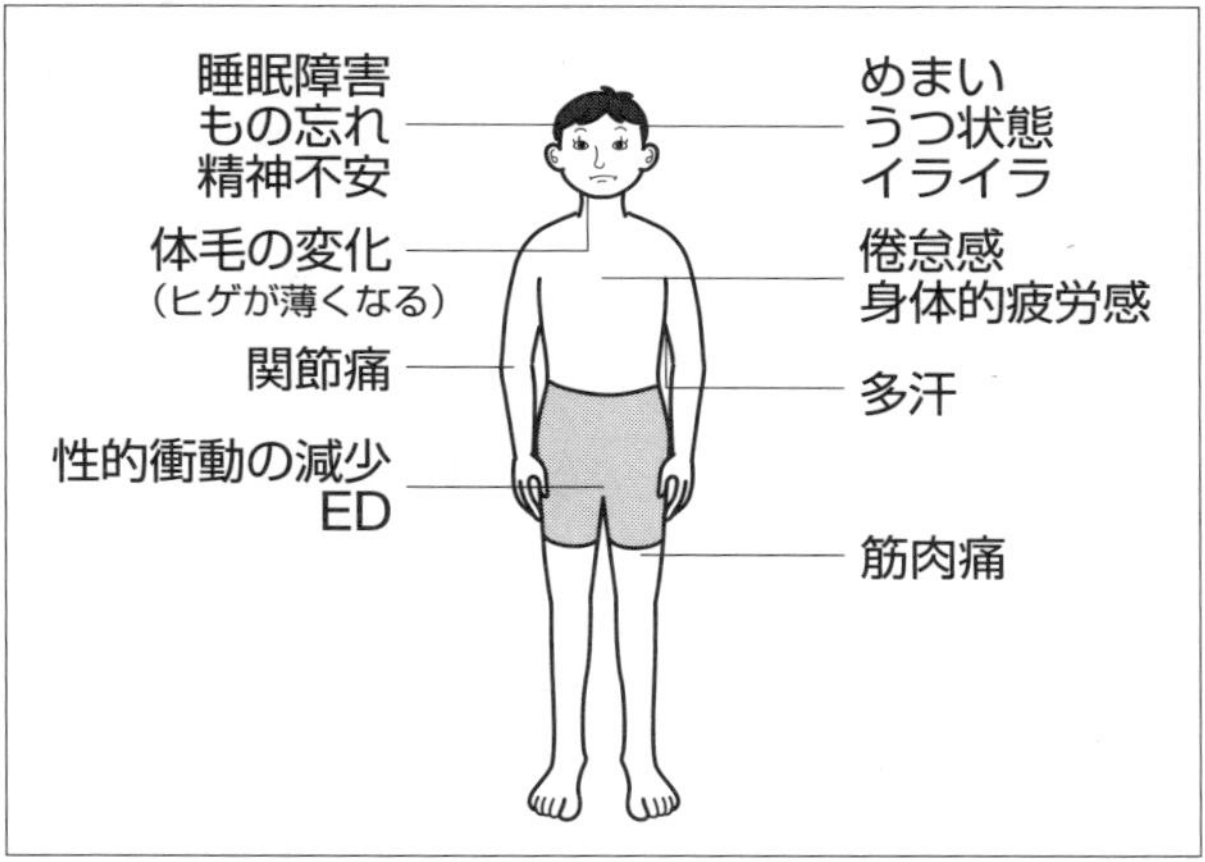

効な治療となります。

ただ、男性には閉経のようなはっきりとした体の変化が現われないうえに、症状の個人差も大きく、患者さんや医師にもわかりづらい病気です。

このため、うつ病や不眠症と診断され、まったく異なる治療を受けているケースも少なくありません。

なお、男性ホルモンは加齢以外にも、ストレスにより減少することがわかっています。仕事などで過剰なストレスを受け続けている人は、30歳代でも発症することがあるので注意してください。

63 高所恐怖症には自己暗示が効く？

答え ✕

私たちは、気軽に「高所恐怖症」と言ったり、聞いたりしていますが、〝高所恐怖〟の影響で社会生活に支障をきたすようであれば、「恐怖症」という精神領域の疾患です。その場合は「メンタル・クリニック」などで、認知行動療法、暴露療法（エクスポージャー）、カウンセリング、薬物療法、自律訓練法などを受け、症状を改善しなければなりません。

現在の暴露療法は、コンピュータを駆使した３Ｄバーチャルリアリティで、恐怖を覚える対象に対し、病院にいながら向き合うことができる装置が開発されています。

たとえば、「飛行機恐怖症」であれば、フライト前の機内、アナウンス、離陸、着陸などを画像と音で忠実に再現し、患者に慣れさせるのです。高所恐怖症も同様に治療をすることは可能です。

ただ、高いところが苦手というだけで日常的に困ることはない、というレベルであ

こんなにある「恐怖症」の種類

高所恐怖症	赤面恐怖症	カラオケ恐怖症
閉所恐怖症	自己臭恐怖症	スピーチ恐怖症
暗所恐怖症	醜形恐怖症	おなら恐怖症
音恐怖症	視線恐怖症	腹鳴恐怖症
広場恐怖症	対人恐怖症	がん恐怖症
飛行機恐怖症	恋愛恐怖症	注射恐怖症
乗物恐怖症	男性恐怖症	不潔恐怖症
植物恐怖症	女性恐怖症	歯科恐怖症
動物恐怖症	子ども恐怖症	雷恐怖症
水恐怖症	クモ恐怖症	嘔吐恐怖症
血液恐怖症	電話恐怖症	失敗恐怖症
先端恐怖症	会食恐怖症	⋮

れば、階段登りなどで、少しずつ高さに慣らしていくといいでしょう。自分で行なう一種の暴露療法とも言えますが、かなり改善効果が期待できます。

一般的には「怖くない、怖くない」とお呪《まじな》いを唱え、自己暗示にかければよいと言われているようですが、これはかえって恐怖心を高めてしまい逆効果です。

「怖くない」と言うたびに、「怖い」という感情が脳にフィードバックされ、過去の経験と相乗して、恐怖心が増幅してしまうのです。

64 うつ病は冬に増える？

答え ○

うつ病は「心の風邪」と言われています。これは風邪のように誰でもかかる可能性があるという意味であり、風邪のように自然に治るということではありません。うつ病は、年間3万人を超える自殺と深くかかわっています。

うつ病は早期に発見し、治療を始めれば、比較的短い期間で治ることもある病気です。本人はもちろん、家族や周囲の人がうつ病のサインに早く気づくことが大切です。

うつ病のサインは口数が減る、作業効率が落ちる、決断力が低下する、動作が緩慢になるなどさまざまですが、患者の多くに共通する症状は不眠です。眠れない日が何日も続けば体力、気力ともに消耗し、死まで考えるようになります。そうなる前に、精神科をぜひ受診していただきたいと思います。

最近は、季節性のうつ病も増加しています。毎年十一月〜翌年二月頃の冬場にかけて、頭痛、肩こり、微熱、不眠などの症状が現われ、春先になると回復するというパターンです。北国にこのような患者さんが多いことから、発症には日照時間や冷気が関係しているのではないかと考えられています。季節性うつ病の治療には、20ワットの蛍光灯を3本並べたライトボックスを1分間に4〜5秒、30分ほど見つめるという光療法も導入されています。

うつ病の治療の基本は静養です。何もしないで心と体を休めれば、数カ月で症状が治まってきます。

同時に薬物療法を併用します。うつ病では、脳の神経機能が失調しています。このため、抗うつ薬で神経細胞と神経細胞をつなぐ神経伝達物質のバランスを改善し、機能を回復させるのです。おもな抗うつ薬には、SSRI、SNRI、三環系抗うつ薬、四環系抗うつ薬などがあります。

患者さんの悩みや訴えを聞くカウンセリング、抑うつ気分につながるような考え方の癖を修正する認知療法、ストレスの原因になっている人間関係を解決する対人関係療法などの精神療法も、治療に取り入れられています。

65 甲状腺疾患は、男性よりも女性が多い？

答え ○

動悸、多汗、不眠をはじめとするさまざまな全身的な症状が現われ、放置しておけば心臓病や脳卒中につながることもある甲状腺疾患。発症当初は原因がわからず、内科、消化器科、婦人科、心療内科などと〝ドクター・ショッピング（次々とあるいは同時に医療機関で受診すること）〟を繰り返す方が多いのも、この病気の特徴です。

現在、患者数は７００万人と言われていますが、そのうち５００万人は甲状腺の病気と気づいていないと推測されています。

甲状腺は、たんぱく質の合成やエネルギーの燃焼、神経伝達などに重要な働きをする甲状腺ホルモンを分泌する器官です。この働きが高まり過ぎると、甲状腺ホルモンが過剰に分泌され、血液中の甲状腺ホルモンの増加により発症します。

これがバセドウ病（甲状腺機能亢進症《こうしんしょう》）で、自分の体のなかに、自分の体と反応する物質（抗体）ができ、免疫（抗原抗体）反応を引き起こす自己免疫疾患の一種と考えられています。

バセドウ病は、20歳代～30歳代の女性がかかりやすい病気として知られています。人口10万人あたり80人以上の割合で発症していますが、女性の発症例は男性の5～10倍にも達します。

おもな症状は、甲状腺の腫れ、頻脈《ひんみゃく》、動悸、眼球が前に飛び出す眼球突出です。このほか多汗、疲労、息切れ、手指・足・まぶた・舌の震え、脱力感、微熱、イライラ、神経過敏、不眠、月経異常、下痢、排便回数の増加、口の渇《かわ》きなどといったじつに多くの自覚症状も現われます。

反対に血液中の甲状腺ホルモンの減少により、新陳代謝の低下が起こり、さまざまな症状を現わすのが甲状腺機能低下症です。倦怠感、無気力、動作緩慢などの症状に加え、皮膚の乾燥、肌荒れ、顔や手足のむくみといった症状も特徴です。

原因のほとんどは慢性甲状腺炎で、患者さんの多くは中高年の女性です。

66 片頭痛とまちがえる危険な頭痛がある?

答え ○

日本には現在、緊張型頭痛、片頭痛などの慢性頭痛を持つ方が全国に3000万人いると推定されています。慢性頭痛の原因を症状から判断することは難しいのですが、自分の頭痛の原因を正しく知ることはとても大切です。

片頭痛は「動くと痛い」「吐き気がある」「寝込んでしまうような強い痛み」が特徴です。しかし、「片側だけ痛む」からといって片頭痛と勝手に判断してはいけません。片頭痛のうち、片側だけ痛むのは約6割程度に過ぎないからです。

いっぽう、緊張型頭痛は首や肩のこりが原因で発症します。しかし症状は、前述の片頭痛のものとそれほど大差がありません。緊張性頭痛は通常、こりを解消すれば薬を飲まなくても治ります。それを片頭痛と勘ちがいして、消炎鎮痛剤(いわゆる一般的な頭痛薬)を習慣的に飲み続ければ、いずれ薬物乱用頭痛になります。これが危険な頭痛なのです。頭痛薬連用の悪循環から抜け出せなくなってしまいます。

「片頭痛」と「緊張型頭痛」のちがい

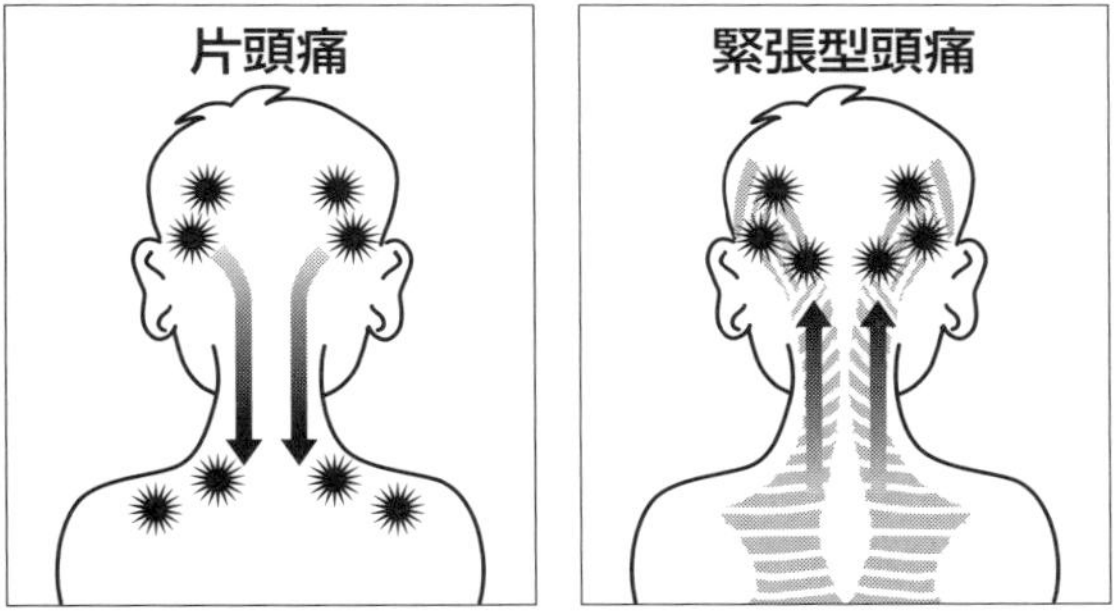

「片頭痛」の痛みが神経から、肩や首に伝わることがあり、これを「緊張型頭痛」が原因の肩や首のコリとまちがえる

（NHK『ためしてガッテン』より）

片頭痛には効果の高い薬（エルゴタミン製剤、トリプタン製剤）を病院で処方してもらえますが、飲み過ぎれば、やはり薬物乱用頭痛になることがあります。

ちなみに、片頭痛の発症頻度は多くても週1～2回です。これ以上の頻度で頭痛が起こる場合は、緊張型頭痛か、もともとは片頭痛だったものが薬物乱用頭痛になったというケースが考えられます。

市販薬でごまかさず、頭痛外来などを受診されることをおすすめします。

67 アルツハイマー病に生活習慣病が関与している?

答え ○

アルツハイマー病とは、脳の神経細胞が変性・脱落し、認知機能が低下する進行性の疾患です。その発症原因は、いまのところはっきりしていません。

アルツハイマー病の患者さんの脳を顕微鏡で見ると、茶色のシミのようなものがたくさん見えます。これは「βタンパク」という物質が溜まったものです。βタンパクは脳の神経細胞が作る〝ゴミ〟のようなもので、アルツハイマー病のおもな原因と考えられています。

通常βタンパクは、脳のなかの酵素などが除去するのですが、加齢によりこの酵素が減ってしまうと、脳のなかにどんどん溜まっていきます。つまり、年を取れば誰もがアルツハイマー病にかかる可能性があるということです。

ただし、将来アルツハイマー病にかかったとしても、発症を遅らせる方法があります。アルツハイマー病が強く疑われるにもかかわらず、毎日を問題なく過ごされているご高齢者がいます。その秘訣は有酸素運動。

アメリカで行なわれた実験で「運動しやすい環境におかれたマウスはβタンパクが蓄積しづらい」と報告されています。これを裏づけるようにヨーロッパで行なわれた大規模な追跡研究（対象１４４９名）によると、適度な運動をしている人は、していない人よりアルツハイマー病の危険度がおよそ3分の1に減ったというのです。

また、ヨーロッパの同様の調査では、家族、友人が多く社会的接触が多い人に比べ、少ない人は認知症の発症率は8倍にも達しました。家族や友人との会話が脳を活性化するのです。さらにこの調査によると、生活習慣病があるとアルツハイマー病を中心とした認知症の危険度は、次のように増すことがわかっています。

高血圧（危険度1・97倍）、高コレステロール（同1・89倍）、肥満（同2・09倍）、すべて当てはまる場合（同6・2倍）

理由はまだわかっていませんが、これらの生活習慣病が脳の血流を阻害したり、βタンパクを溜まりやすくしたりすることで、アルツハイマー病に関与していることはあきらかです。

68 アルツハイマー病に有効な漢方薬がある？

答え ○

アルツハイマー病の根本治療は、現状では残念ながら困難です。原因がわからないまま、失われた脳細胞を回復することはできません。

ただ、医師の治療を受けると同時に、周囲の人の接し方がひじょうに大切です。家族が患者と交流を持ち、患者の粗相《そそう》や失態、妄想、徘徊《はいかい》などの「周辺症状（BPSD）」を責めることなく、受容的な態度で接しているうちに、症状が軽快することもけっして少なくはありません。

徘徊などは薬で抑えることもできますが、それより、なぜ、徘徊をするのかを考えてあげることも必要です。つまり、核となる脳の病変は治らないまでも、病気を悪化させるような二次的な環境要因を取り除いてあげることが大切なのです。

ところで、周辺症状によく効くという漢方薬が注目されています。

それは「抑肝散《よくかんさん》」という処方です。成分は蒼朮《そうじゅつ》、茯苓《ぶくりょう》、川芎《せんきゅう》、当帰《とうき》、釣藤鈎《ちょうとうこう》、柴《さい》胡《こ》、甘草《かんぞう》の7種で、漢方では神経興奮状態の鎮静に用いられ、神経症、不眠症、ヒステリー、てんかんなどに適応としています。

この処方を2週間～1カ月間服用すると、妄想、興奮が抑えられると確認されました。

いっぽう、老人性認知症には「正心湯《しょうしんとう》」が効果があるとされています。正心湯の構成生薬《しょうやく》は、当帰、茯苓、地黄《じおう》、羚羊《れいよう》、人参《にんじん》、酸棗仁《さんそうにん》、遠志《おんじ》、甘草です。当帰、釣藤鈎は、認知症に有効という報告があり、前述した抑肝散にも配合されている生薬です。

ただし、それらの処方を受けられるかどうか、また保険が適用されるかどうかなどは患者さんの症状によって異なります。漢方治療というものは、病態、体調に応じて処方を変えてこそ、効果を上げることができるものです。できうることなら、漢方専門家に任せられることをおすすめします。

8章 がん

69 がんは遺伝だから、防ぎようがない？

答え ×

毎日、診療を続けていると「うちは祖父も父もがんでした。がん家系ですから、私も将来がんになるんでしょうね」と残念そうに話す患者さんに出会うことが少なくありません。

でも、がん家系なら、誰でもがんになるのでしょうか？

結論から言えば、「がんになりやすい体質が遺伝する可能性は捨てきれない」が、「実際に発症するのは3割程度」です。残りの7割は、食生活を含めた生活習慣などの後天的な要因により、がんの発生を防いでいると考えられます。

がんは、体を作る細胞のなかのひとつの遺伝子が、放射線や化学物質、紫外線、ウイルスなどの「発がん物質」により傷つけられることで、がん遺伝子に変化し、長い年月をかけて細胞が異常分裂と増殖を繰り返し、発症すると考えられています。

このように、がんは遺伝子の異常が原因で起こるのですが、ごく一部を除いてがん

進行性胃がんの発症率

年齢	倍率
40歳未満	9.1倍
40歳以上～50歳未満	1.0倍
50歳以上～60歳未満	0.4倍
60歳以上	0.8倍

※家族歴がない人を1.0とした場合

（順天堂大学医学部菊地正悟講師〈現・愛知医科大学教授〉らの研究より）

遺伝子そのものが親から子へ遺伝するわけではありません。

したがって、がん家系であっても、発症因子から遠ざかれば、がんになる可能性は低くなります。

まず、喫煙、暴飲暴食、乳製品や動物性脂肪の過剰摂取、過度のストレスなどを避け、定期的な運動を心がけましょう。

まちがっても「がん家系だから禁煙しても、いくら摂生してもムダ。防ぎようがない」などと思わないようにしてください。

ただし、進行性胃がんなどは、家族歴がある人は発症率が高いというデータ（上の表）もあり、注意が必要です。

70 男性なら、誰もが前立腺がんの可能性がある？

答え ○

「最近、排尿に勢いがない……」「残尿感が強く、尿が漏れることもある……」

50歳代以降の男性の多くが、このような悩みを持っているのではないでしょうか。おそらくは、「前立腺肥大症」だと思われますので、泌尿器科で検査を受けることをおすすめします。いまは、尿の出をよくする薬や、頻尿などを改善する薬も開発されているので、症状が軽ければ薬だけで改善させることも可能です。

男性特有の臓器である前立腺は、膀胱のほぼ真下、尿道を取り囲むように位置しています。栗の実のような形をしていて、精液の一部の前立腺液を作ったり、排尿にかかわったりしていますが、その機能はいまだに多くの謎に包まれていることから、「不思議な臓器」とも言われています。

そして、加齢や男性ホルモンの減少を原因に、前立腺が大きくなって、排尿困難、頻尿、尿意切迫、残尿などの排尿障害が現われるのが前立腺肥大症です。

ところが、前立腺肥大症を疑い検査を受けたら前立腺がんだった、というケースが最近急増しています。前立腺がんは従来、60歳以上の病気と言われ、実際に、厚生労働省の人口動態統計という調査では、55歳を過ぎる頃から患者数が急激な上昇曲線を描きます。

また、日本医師会による年齢別のがん患者数順位という統計では、65歳以降では、どの年齢層でも前立腺がんがもっとも多いと報告され、さらに20年後の全患者数は、現在の5万人から30万人へと6倍にも膨れ上がると予想されています。

その原因は前立腺肥大症と同様、加齢、ホルモンバランスの崩れ、高齢化の進展、食生活の欧米化などが挙げられています。ということは、50歳以上の男性であれば、誰でもこのがんにかかる可能性があります。加齢は止められませんし、加齢によるホルモンバランスの変化をコントロールすることも困難ですから……。

また、乳製品や動物性脂肪の過剰摂取は、前立腺がんの若年化をうながすとされ、40歳の発症例も報告されています。つまり、40歳代以降の中高年男性であれば、誰でも前立腺がんを意識する必要があるということです。

71 前立腺がんをすぐ判定できる検査がある？

答え ○

最近、日本で前立腺がんが急増し、男性なら誰でもかかる可能性があると70で書きました。でも、前立腺がんを必要以上に恐れる必要はありません。

このがんは、進行が遅く、たとえがん細胞が存在しても、発症までに30～40年もの年月がかかるケースもあるほどです。また、すでに発症し、ある程度ステージが進行している患者さんでも、急激に容態が悪化して死亡するケースは少なく、適切な治療を受けさえすれば、５年生存率はほぼ１００％と言われています。

ただ、このがんもほかと同様に、自覚症状のないうちに発見できれば、体への負担が少ない治療で完治させることが可能です。やはり、早期発見・早期治療が大切なのです。

しかも、前立腺がんは血液を少し採るだけで、がんの有無を判定できます。この検査を「ＰＳＡ検査」と言い、前立腺内に腫瘍《しゅよう》ができたりがんが発生したりすると、前

前立腺がんの「PSA検査」

PSA値		
10.0 ng/ml 以上	異常	がんの可能性がきわめて高い。ただし、20%はがんではない場合もある
4.0〜10.0 ng/ml	異常（グレーゾーン）	がんではなく、前立腺肥大症の場合が20%ある
4.0 ng/ml 以下	正常	がんがある場合が20%ある

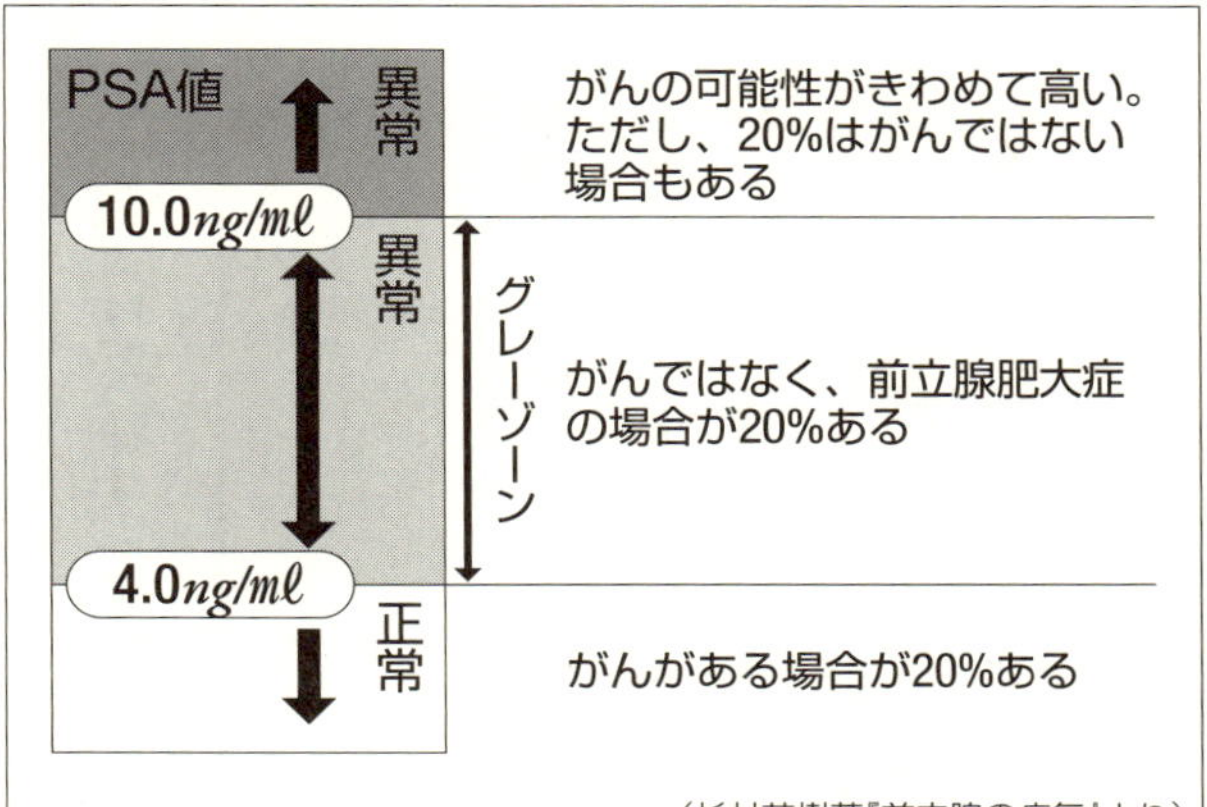

（杉村芳樹著『前立腺の病気』より）

立腺細胞から微量に産生される特異なタンパク質（PSA）を調べるものです。図のように、血液中のPSA値が上昇すればするほど、前立腺がんの可能性が高まります。

PSA検査は、前立腺がんを発見するためには不可欠な尖兵的指標です。いままでの健康診断や人間ドックでは、この検査を行なうことは少なかったのですが、50歳以降の男性なら必ず受けたい検査です。

もし、近いうちに健康診断や人間ドックの予定があれば、このPSA検査をオプションで追加してみてはいかがでしょう。

72 ピロリ菌を除去すれば、胃がんにならない？

答え ×

ヘリコバクター・ピロリ菌（以下、ピロリ菌）という、胃のなかに棲息する細菌をご存知ですか？

この細菌は、胃がんや胃潰瘍の元凶とされています。日本では、約6000万人が感染していると言われていますが、感染者の胃がん発症率は年間1％もありません。このため、胃がん予防のための除菌の必要はないと考えられてきました。

ところが、最近、ピロリ菌に感染している糖尿病（高血糖）の患者さんや、喫煙者は胃がんになりやすいということがわかってきました。

たとえば、「糖尿病のピロリ菌感染者が胃がんになる確率は、正常血糖のピロリ菌感染者の2・2倍、正常血糖の非感染者の4倍。また、喫煙習慣のあるピロリ菌感染者は、ピロリ菌を持つ非喫煙者の1・6倍、喫煙習慣のない非感染者の11倍」にも達するというのです。

これらのデータは九州大学大学院清原《きよはら》裕《ゆたか》教授の調査ですが、同教授が行なったネズミを使った実験では、塩分の摂り過ぎとピロリ菌が重なると、やはり、胃がんになりやすいと報告されています。

ピロリ菌は胃壁の細胞を攻撃し、傷つけ、ダメージを与えます。ただ、それだけで、胃がんになるケースがほとんどないのは前述したとおりです。ここに喫煙、高血糖、塩分が加わると、まるで「発がん物質」のようにがんを発症させるのでしょう。

したがって、喫煙者、糖尿病の患者さん、濃い味つけを好む人がピロリ菌に感染している場合は、胃がんの発症リスクを低下させるためにも除菌をおすすめします。

ただし、除菌をしても、「胃がんにならない」とは言いきれません。

なぜなら、ピロリ菌は免疫力の弱い幼児期に感染するのが一般的です。そして、一度感染すると、除菌をしない限り、一生胃に棲息し、胃壁を傷つけます。ピロリ菌の攻撃を長年受け続けると、胃の壁が薄くなる「萎縮性胃炎」にかかることが多いのですが、胃壁の萎縮が進めば、胃がんにかかる危険性は高くなります。

このため、ピロリ菌の除菌後も、定期的な胃の検査は不可欠なのです。

73 胃がん検診で、食道がんも早期発見できる？

答え ×

食道がんは、日本人がかかりやすいがんのひとつです。毎年1万人近くが発症し、同数以上の方が亡くなる悪性度の高いがんだと言われています。40歳代から増加傾向を示し、50歳を超える頃から発症率は跳ね上がります。さらに、男性の発症率は女性の6倍も高いので、中年以降の〝おじさんたち〟はとくに注意が必要です。

この話を患者さんにすると、「先生、だいじょうぶですよ。私は毎年、社内の胃がん検診を受けています。その時、一緒に食道も診《み》てもらっていますから……」と言われることが少なくありません。

でも、本当にだいじょうぶなのでしょうか？

じつは、残念ながら、社内検診をはじめとする集団検診で、早期食道がんを見つける確率はきわめて低いと言わざるをえません。とくに、バリウムを飲みながら行なうエックス線造影検査では、ひじょうに小さく、細胞隆起にもとぼしい早期がんを造影剤で映し出すのは困難です。

また、胃カメラ（内視鏡検査）でも、初期食道がんの発見率は20％程度と言われています。つまり、80％は見逃されてしまうということです。

このように、胃がん検診は「あくまでも、胃を中心に診る検診」であり、「時間的な制約のある集団検診では、食道に大きな異常がなければ医師も意識的に診ることはない」と、とらえるべきでしょう。

とはいえ、食道がんは他のがんに比べても、早期発見が重要です。

食道壁のなかと周囲には多くのリンパ管や血管が入り組んでいるため、一度がんが発生すると、がん細胞はリンパ液や血液に入り込み、首や腹部のリンパ節、肝臓、肺、骨などへ早い段階で転移することが多いのです。

最近はヨード液や特殊な光を使い、がんをくっきりと浮かび上がらせることができる内視鏡検査が普及しています。食道がんの発生因子の喫煙、飲酒、熱いものを好む習慣などを持つ40歳以降の人は、人間ドックや個人検診で食道の精密検査を受けてほしいものです。

74 若い女性の乳がんは発見しやすい？

答え ×

女性なら誰もが気になる乳がん。乳がんにかかる人は、この30年間で3・5倍にも増加して、現在は年間に1万人を超える方が亡くなっています。

ただ、乳がんには「しこり」という自覚症状があるため、早期に自分で発見することも可能です。入浴の際に、石鹸をつけた手のひらで乳房を洗ったり、月に一度は自己触診法を行なったりして、なるべく1円玉大（2センチ）以下の小さなうちに見つけてほしいと思います。

このサイズまでの乳がんなら、10年生存率はほぼ90％。転移の可能性も低く、多くの場合は乳房の温存治療が受けられます。ただし、このサイズを超えてしまうと、乳房の周囲に張り巡らされた血管やリンパ管にがん細胞が入り込み、他の臓器に転移する危険性が高くなります。つまり、乳がん発見のキーワードは「1円玉以下」ということです。

早期発見のためには、自己触診に加え、乳がん検診も積極的に受けてください。現在、マンモグラフィという乳房専用のエックス線撮影が集団検診にも導入されています。これは「乳がん発見の切り札的な検査」とされ、小さなしこりはもちろん、1ミリ以下の乳がんも発見できると言われています。

しかし、この検査も万能ではありません。若い世代の乳がんを見落とすことがあるのです。マンモグラフィは脂肪を黒く、乳腺や乳がんのしこりを白く写し出すので、閉経前で乳腺が活発な人の映像は、全体が白っぽくなりがちです。すると、同じく白く写し出される乳がんが隠れて、見落とされる恐れがあるのです。

この弱点を補うために有効なのは、乳腺が密な乳房でもしこりを発見できるエコー（超音波）検査。このため、マンモグラフィとエコー検査を年齢や乳房の状態に応じて使い分けたり、ふたつの検査を受けるのが理想です。

ただ、乳がんの住民検診などでは、エコー検査を取り入れている自治体はまだ一部。乳がんがとくに気になる人は、産婦人科や乳腺外来などでエコー検査を受けるといいでしょう。

75 子宮がん検診で、子宮体《たい》がんも発見できる？

答え ✕

私の患者さんに、「子宮がん検診では異常がなかったのに、子宮体がんにかかってしまった……」という方がいます。これは、「子宮体がん」と「子宮頸《けい》がん」を混同していたために引き起こされた悲劇とも言えます。

まず、子宮がんと一口に言っても、「子宮体がん」と「子宮頸がん」のふたつの種類があることを理解してください。前者は子宮本体（子宮体部）の内膜に、後者は子宮の入口（子宮頸部）にがんが発生するもので、その原因や治療は大きく異なるまったく別の病気と考えてかまいません。

ところが、自治体の検診などの場合、子宮がん検診として行なってきたものは、その多くが子宮頸がん検診であり、子宮体がんを発見することができなかったのです。

このような混乱を避けるため、近年、日本産婦人科学会は、統計や検診などの公的用語では「子宮がん」という病名は使わず、「子宮体がん」、「子宮頸がん」と区別するよう、勧告を出しました。

子宮体がんの発生には、女性ホルモン（エストロゲン、プロゲステロン）や、月経システムが大きくかかわっています。

卵巣から分泌されるエストロゲンは、受精卵が着床しやすいように細胞分裂を繰り返し、子宮内膜を厚くします。そして、その内膜を維持するために、プロゲステロン（黄体ホルモン）が分泌されます。もし、受精卵ができない場合はプロゲステロンの分泌が止まり、内膜が剝《は》がれ落ちます。これが、月経です。

閉経後は、エストロゲンもプロゲステロンも卵巣から分泌されません。ところがまれに、エストロゲンだけが働き続け、内膜の厚い状態が続く人がいるのです。

もし、その内膜にがん細胞が発生するとどうでしょう。プロゲステロンが分泌されないために、内膜が剝がれ落ちることはありません。すると、がん細胞はどんどん増殖し、がん化してしまいます。子宮体がんが、閉経後の50～60歳代に多く発症するのはこのためです。閉経後の女性は、不正出血などの異変に十分に注意して、子宮体がん検診などを意識的に受けるようにしてください。

76 子宮頸《けい》がんはウイルス感染が原因？

答え ○

子宮頸がんの発生原因とは何か。その答えはずばり、「ヒトパピローマウイルス」。このウイルスは100種類ほど知られており、女性の7～8割がおもに性交渉などで一生に一度は感染すると言われるごくありふれたウイルスです。感染しても9割の人は、免疫機能などの働きで、1～2年で自然に消滅します。

ところが、ヒトパピローマウイルスのなかの一部に「悪性度の高い種類（HPV16型、18型など）」が存在します。このウイルスに長期間感染すると、がん抑制遺伝子の働きが妨げられ、異常細胞が増殖することがわかっています。

子宮頸部は活発な細胞分裂を繰り返すため、異常な細胞が生まれる可能性が高いのですが、もし、悪性度の高いヒトパピローマウイルスに感染している人の子宮頸部に異常細胞が発生すれば、がん化への道をたどります。

ただ、子宮頸がんが芽生えてからがんとして発症するまでには、異形成（前がん段階）というステージを含めて、およそ5～10年ほどかかると言われています。つまり、この間にがんを発見し、適切な治療を行なえば100％完治すると言ってもいいのです。

そのためには、定期的な子宮頸がん検診で早期に発見することが重要です。若い女性のなかには検診をためらう人が多いのですが、性交渉の経験がある20歳以上の人は、2年に一度は必ず受けるべきだと思います。

検査じたいは簡単です。膣《ちつ》から細いヘラ状の器具を入れ、子宮頸部の細胞をこすり取るだけですから、1分もかからずに終了します。この検査の精度はかなり高く、死亡率を確実に減少させるという報告も出ています。自治体の集団検診や職場の健康診断に取り入れられていることもあるので、積極的に受けてください。

ところで、子宮頸がんがヒトパピローマウイルスの感染症なら、他の感染症と同様にワクチンで予防できるはずです。じつは、以前から100カ国以上でHPV16型、18型の感染を防ぐワクチンが用いられてきたのですが、日本でもようやく二〇〇九年十二月から使用できるようになりました。

このワクチンは半年間で3回の接種が必要ですが、きちんと接種した人は最長で6年以上、ヒトパピローマウイルス感染を防ぐための十分な抗体が確認されています。最近、ワクチン接種への補助を国が決めたことを受け、各自治体が、10代前半女性に対する子宮頸がん予防の公費接種を実施、または予定しています。

9章

薬

77 薬はお茶で飲んでもよい？

答え ○

「薬はお茶で飲んではいけない」と思っている方が多いようです。

たしかに以前は、そのように服薬指導をする医師や薬剤師が多かったのではないかと思います。

貧血などの治療に用いられる鉄剤《てつざい》は、お茶に含まれているタンニンという物質が、「体への鉄の吸収を妨げる」と考えられていたからです。そのため、「鉄剤を飲む時はお茶で飲まない」が「薬を飲む時はお茶で飲まない」と変化して広がったのではないでしょうか。

ところが最近、「タンニンは薬の吸収を少しブロックするが、それほど影響しない」ということがわかりました。鉄剤を水で服用するグループと、お茶を使って飲むグループに分けて飲み続けてもらった結果、薬効に大きな差はなかったそうです。

この理由として考えられるのは、成人男性に必要な鉄量は1日1ミリグラムですが、鉄剤には100ミリグラムもの鉄が含まれています。タンニンが多少吸収をブロックしても、十分に体内に吸収されるということです。

医学常識はつねに変化しています。それを患者さんにお知らせすることは医師の役割のひとつです。

ただ、処方された薬を種類ごとに分け、「これはお茶……」、「これは水……」と飲み分けている方はいないでしょう。患者さんの多くは白湯《さゆ》や水で飲んでいると思いますので、患者さんに質問されない限り、「薬はお茶で飲んでもいいですよ。鉄剤もOKです」とわざわざ訂正する医師や薬剤師は少ないのではないでしょうか。

飲み合わせや食べ合わせを禁止されている一部の薬（83参照）を除き、服薬に用いる飲みもので、薬の効果に差が生じることはありません。極論すれば、通常の風邪薬や頭痛薬ならコーヒー、牛乳、ジュース、お茶、紅茶などで飲んでもかまいません。

ただ一番おすすめしたいのは、飲み頃の温度の白湯です。白湯が胃を温めて、血流をうながし、薬の吸収を早めます。また、薬を飲む時は、湯飲み茶碗1杯以上の白湯で飲むように心がけてください。

78 食後と書いてある薬は、食後すぐに飲む？

答え ×

病院の薬袋には、食前、食後、食間などと服用する目安が必ず書かれています。でも、食前とは食事の何分前……？　食後とは……？　と悩んだことはありませんか。これは、患者さんから受けることが意外と多い質問です。

処方薬の多くは「食後」と指示されているので、食事が終わった直後に飲んでもかまわないと考えられてもおかしくありません。病院の食堂などでも、お箸《はし》を置くまもなく、薬を飲んでいる方を見かけます。

ただ、薬の効果を最大に引き出すためには、食べ終えてから30分ほど経った頃に飲むといいでしょう。食事直後に薬を飲むと、胃で消化されつつある食べものと薬が混ざり合い、ペースト状のまま小腸に送られます。このため、本来は胃から吸収されるように作られた薬が、胃で吸収されない可能性も出てきます。

ところが、30分ほど経つと消化はほぼ終わるのですが、胃の血流はまだ多いので、薬の成分が血液とともに体内に効率よく運ばれます。また、胃内に多少の食物が残っているため、薬の成分が胃粘膜を刺激せずに体内に吸収されます。胃腸障害を防ぐためにも、「解熱鎮痛剤」を飲む時などは、食後30分を目安にしてください。ただし、神経質に30分にこだわることはありません。食後すぐに会議がある、すぐに外出するというような場合は、食事直後や10分後でもかまいません。

逆に飲み忘れた場合は、1時間以内に服用するようにしてください。1時間以上経つと胃の内容物が少なくなり、胃粘膜が刺激され、荒れることがあります。

「食前」と指示される薬には、食後では吸収の悪い漢方薬や、胃酸の分泌をうながし食欲を増進させる胃腸薬などがありますが、これらは30分前が目安。ただ、糖尿病の治療薬などには「食直前」と書かれているものもあるので注意してください。

「食間」は食事と食事の間のことで、食事中に飲むものではありません。空腹時の胃酸の中和剤などは、この飲み方をします。食後2時間程度が目安です。

79 睡眠薬や安定剤は、クセになるのでやめる？

答え ✕

「睡眠不足はお肌の大敵」とよく言われます。たしかに、寝不足が続けば、肌荒れ、湿疹《しっしん》などが出やすくなるのでまちがいではありません。

しかし、寝不足を放置しておくと、たんなる美容上のトラブルだけではなく、イライラ、不眠症、抑うつといった神経症状や、高血圧、不整脈、胃潰瘍、十二指腸潰瘍などの身体症状につながる可能性が高まることこそ問題なのです。

現在、日本人の4〜5人に1人は、睡眠に関するなんらかの悩みを持っていると言われています。

もし、あなたも睡眠不足に悩み、快眠のための努力をしているにもかかわらず、なかなか改善できないというのであれば、最近、相次いで開設されている「睡眠外来」や睡眠障害専門の「スリープ・クリニック」などを受診して、「睡眠薬」や「安定剤」を処方してもらうのもひとつの方法です。

睡眠薬や安定剤に対して、「飲むと早くボケる」「できるだけ飲まないほうがいい」「クセになるからやめたほうがいい」というイメージを持っている方がいまだに多いようです。でも、本当でしょうか？

たしかに昔の睡眠薬には大量に服用すると死に至ったり、服薬をやめられなくなったりするようなものもあったのですが、現在の睡眠薬や安定剤にその心配はほとんどありません。もちろん他の薬と同様に、乱用すればさまざまな弊害や、習慣性、依存性の問題が出てきます。

しかし、信頼できる医師の指示にしたがって常用量を用いれば、睡眠薬も安定剤もけっして怖い薬ではありません。要は、医師の〝匙《さじ》かげん〟と患者さんの飲み方が問題なのです。正しい飲み方をしている限り、クセになって薬の量がどんどん増えることもありません。

あなたに合った睡眠薬や安定剤で快適な睡眠を取り戻せるのであれば、不眠に悩み、もんもんとした日々を送るより、充実した毎日を送ることができます。睡眠不足がストレスになり、さらに眠れなくなる前に、病院での受診をおすすめします。

80 漢方薬に副作用はない？

答え ✕

「漢方薬は効きめが穏やかだし、副作用もないと聞いています。先生、漢方薬を処方していただけませんか？」

このような患者さんも少なくありません。でも、効きめの早い漢方薬もありますし、重大な副作用をもたらすこともあるのです。

いささか古い話になりますが、一九九六年に、「漢方薬の副作用で死者10人」「88人が間質性肺炎《かんしつせいはいえん》」と報道されました。これは慢性肝炎に「小柴胡湯《しょうさいことう》」という漢方薬が処方されたために起こった悲劇です。

肝臓治療に使うインターフェロンと小柴胡湯の組み合わせにより、肺炎が引き起こされたということです。漢方専門医からは、「小柴胡湯は比較的体力のある人に用いるべき処方。それを肝臓障害で、かなり体力の落ちている患者に投与したことが、この事故につながった」とコメントを寄せていました。

漢方薬でも使い方をまちがえると重大な副作用につながることを、医師が肝《きも》に銘《めい》じた事故ですが、それにしても犠牲が大き過ぎたと言わざるをえません。

このように、漢方薬でも副作用は現われます。また、効きめが穏やかというわけでもありません。

漢方は本来、患者さんの証《しょう》（体質、自覚症状、他覚症状、診察所見の総合評価）と漢方的な病因（気、血、水）を見極めてから処方します。そして、患者さんの体質や病状がぴったり合うと、1回の処方で症状を改善することもできるのです。

漢方薬は現在、エキス剤（生薬を煎《せん》じて成分を抽出した薬）を中心に数多く出回り、西洋医学の現場でも日常的に使用されるようになりました。

いくつかの漢方薬についてはすでに、薬効、成分、作用機序《さようきじょ》（薬が体に作用するしくみ）などが科学的に解明されています。今後もこの科学的解明がさらに進展すれば、ますます病院で使われるようになるはずです。

患者さんも、「漢方薬はすぐれた薬だけに、まちがった使い方をすれば〝毒〟にもなる」ということを十分に理解していただきたいと思います。

81 体内時計に作用する新しい睡眠薬がある？

答え ○

生活リズムの乱れなどを背景に、眠れないと訴える方が増えています。その多くは、「体内時計」に逆行するような夜型の生活を続けたり、不規則な睡眠習慣を長期的に続けたりした結果、不眠症に陥ったものと考えられます。

体内時計とは「朝日とともに目覚め、日没とともに眠る」という、人間が本来備えている生活の基本的なリズムです。もちろん朝日や日没に合わせた生活など、弥生時代ならいざ知らず、現代ではとても不可能ですが、現代人にもこの体内時計が息づいていることは言うまでもありません。

ところが、睡眠障害などで処方される睡眠薬にはこれまで、脳をリラックスさせて睡眠に誘う「情動調節系」と、起きている時間が長くなると眠たくなる「恒常性調節系」の薬剤が主体で、体内時計に作用する薬はありませんでした。

つまり、薬を服用すれば昼夜に関係なく眠たくなるので、不規則な生活リズムを元

生理現象から見た「体内時計」

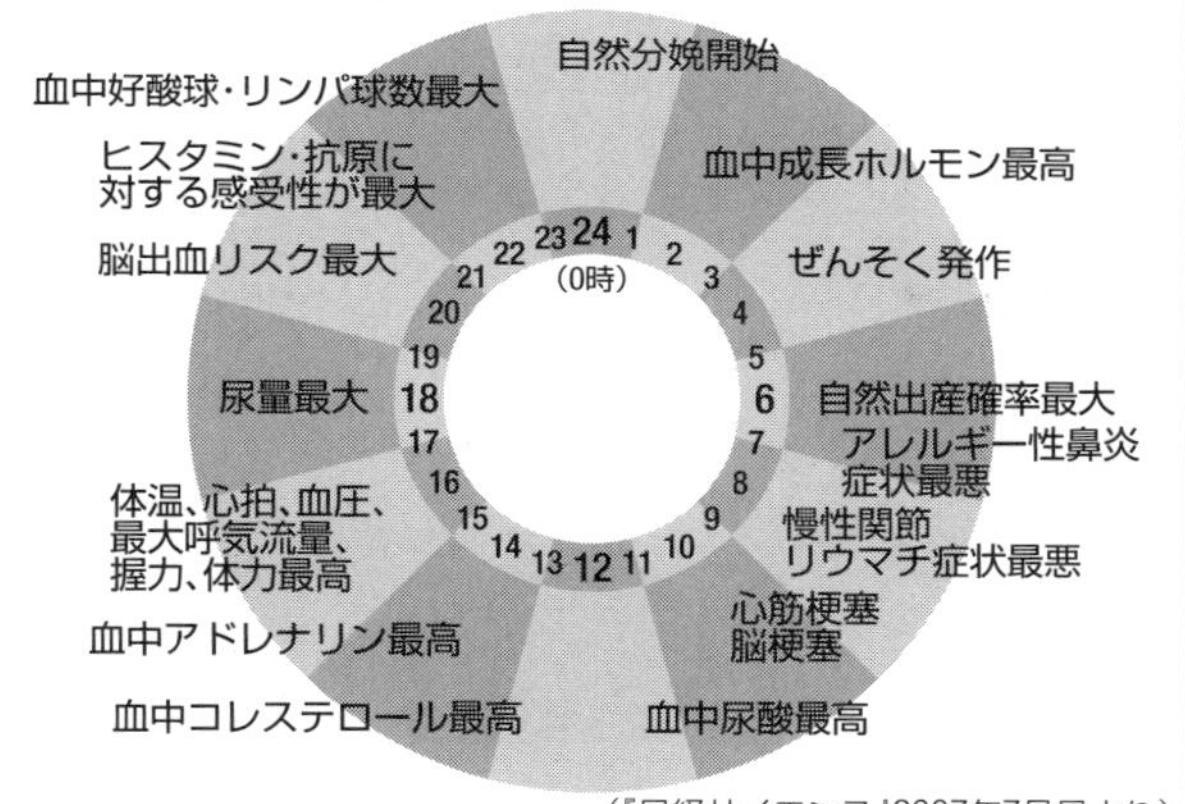

（『日経サイエンス』2007年7月号より）

から正すことはできなかったのです。

しかし、二〇一〇年七月に「ロゼレム（成分名ラメルテオン）」という体内時計に作用する新しい睡眠薬が登場しました。

この薬は、通常夜間に産生されるメラトニンという物質により、誘発される睡眠のメカニズムを疑似的に再現するため、時差ボケ、概日リズム睡眠障害（体内時計のズレが原因で通常の時間に睡眠を取ることができない病気）に悩む方も、体内時計に沿った睡眠リズムを取り戻せるのではないかと期待されています。

82 日本皮膚科学会が認めた育毛剤は効く？

答え ○

「気長に信じて使い続ける」「育毛剤なんて、すべて眉唾……」

育毛剤にはさまざまな思いを抱く方も多いようですが、二〇一〇年十二月、抜け毛、脱毛に悩む約８００万人の男性に画期的なニュースが届けられました。日本皮膚科学会が「男性型脱毛症診療ガイドライン」をはじめてまとめ、治療薬や育毛成分、植毛など10種類の対処法について、その効果を五段階で評価したのです。

このガイドラインは、東京医科大学皮膚科坪井良治《つぼいりょうじ》教授を委員長に、計10人の皮膚や毛髪の専門医が、育毛剤メーカーからの資料提供と、国内外の論文などから科学的根拠の有無を調べて作成したものです。

具体的には「強くすすめられる＝A」「すすめられる＝B」「考慮してもよいが、十分な根拠がない＝C１」「根拠がないので、すすめられない＝C２」「行なわないようすすめられる＝D」に分類。

Aに判定されたのは、飲み薬の「プロペシア（成分名フィナステリド）」と、塗り薬の「リアップ（同ミノキシジル）」だけでした。つまり、プロペシアとリアップ（女性の場合ではD）は、同学会のお墨つきを得たというわけです。

このほか、自分の毛の組織を脱毛部に移植する自毛植毛はB、化学繊維を用いる人工毛植毛は感染症や拒絶反応などの報告が多いことからDとなっています。

このガイドラインでは、治療の手順も示されました。たとえば、生えぎわの後退程度などから、軽症と診断されればC1群の育毛剤を使うか、プロペシアとリアップを1年使い、効果がなければ、自毛植毛へ。中等症以上ならば、同様にふたつの薬を使い、自毛植毛に進むよう提言されています。

日本の育毛剤市場には、これまでさまざまな製品やサービスが登場し、それにともなう金銭や健康上のトラブルがあとを絶ちませんでした。ただ、今回のガイドライン制定は、育毛がより医学的にとらえられたことを意味します。今後、科学的な研究がさらに進めば、本格的かつ効果的な薄毛治療法が開発されるかもしれません。いずれにしても、薄毛に悩む方にとっては期待を抱かせる朗報でしょう。

83 心臓の薬は、ほうれん草と相性がよい？

答え ×

「心臓の薬を飲んでいるので、ほうれん草や納豆を食べてはいけないのですか？」と患者さんによく尋ねられます。77でも触れた「飲み合わせや食べ合わせを禁止されている一部の薬」について、具体例をお話しします。

まず、心臓の薬とほうれん草、納豆ですが、結論から言えば必ずしもそうではありません。心臓の薬には数種類あり、ほとんどは問題ありませんが、血栓症《けっせんしょう》や血栓予防のために用いられる「ワーファリン」という薬を内服している方は、納豆とほうれん草を控えるようにしてください。

納豆とほうれん草などの緑黄色野菜にはビタミンKが、豊富に含まれています。このビタミンKが、ワーファリンの血液を固まりにくくする作用を弱めてしまうのです。ビタミンKには出血した際に、血液を固まらせたり、カルシウムの代謝にかかわったりする大切なビタミンですが、血液を固まりにくくしたい時には、ビタミンKの

薬と相性の悪い食品

ワーファリン（心臓の薬） vs	ほうれん草、納豆
カルシウムブロッカー（高血圧の薬） vs	グレープフルーツ
抗生物質 vs	牛乳
解熱鎮痛剤 vs	コーヒー、炭酸飲料
抗うつ剤 vs	パイナップル
抗がん剤 vs	青魚

作用が薬と相反するため、摂り過ぎは好ましくありません。

心臓手術後、心筋梗塞、狭心症、不整脈などで薬を処方されている方は、医師や薬剤師に直接、薬の名前と作用、服用上の注意点などをお聞きになるといいでしょう。

高血圧の薬「カルシウムブロッカー（降圧剤）」をグレープフルーツジュースで飲むと思わぬ副作用が現われることがあります。

グレープフルーツジュースにはバイオフラボノイド（フラノクマリン）という物質が含まれています。この物質が、体内の酵素による降圧剤の分解を妨げるため、長く体内にとどまり、必要以上に血圧を下げてしまうことがあるのです。

この副作用は、グレープフルーツジュースで薬を飲んだ時だけに限らず、グレープフルーツジュースを飲んだ10時間後に服薬しても現われたと報告されています。したがって、この種の薬の服用中は、グレープフルーツジュースやグレープフルーツの摂取をできるだけ避けたほうがいいでしょう。ただ、同じ柑橘系《かんきつけい》でも夏ミカンやバレンシアオレンジにはこのような危険な作用はありません。

いっぽう、抗生物質のなかには、牛乳で飲んではいけないものがあります。ニキビ治療に広く使われているテトラサイクリン系の抗生物質を牛乳で飲むと、牛乳に含まれるカルシウムが薬の吸収を妨げます。また、骨粗鬆症治療薬にも牛乳と相性の悪いものがあります。

現在、飲んでいる薬に対する疑問があれば、医師、薬剤師にお尋ねになるといいでしょう。

10章 病院・検査

84 体温は脇の下で測るのが正しい？

答え ✕

「どのように体温を測っていますか？」と尋ねると、「舌の下に含んで……」と答える患者さんが意外に多いものです。

体温は脇下測定が一般的ですが、とくに、脇の下にこだわる必要はありません。舌下や肛門で測定すると、脇の下より1～2度高く表示されると言われますが、部位による一定の差はありません。体温は1日の時間帯により変化します。朝は低く、夕方に高くなる傾向があるので、正しい体温を知るためにはどこで測定するかより、いつも同じ時間に、同じ部位で測ることが大切です。

体温計には種類があり、最近では、20秒から1分程度の短時間で検温ができる「予測式体温計」が普及しています。水銀体温計など、従来の「実測式体温計」は、測定部位の体温が上がりきったところの温度（平衡温《へいこうおん》）を測定するために、10分前後の時間が必要でした。これに対し、「予測式」は、測定部位における短時間の測定値から、平衡温を演算して表示します。

現在、もっとも簡便な体温計は「耳式《みみしき》体温計」です。「耳式」は、直接、測定部位の体温を測る「実測式」や「予測式」とは異なり、鼓膜やその周囲の赤外線量を測定し、わずか数秒で体温がわかります。

ちなみに、水銀体温計に赤い数字で示されている「37度」を「発熱」と考えている方が多いのですが、これは熱の有無を判断する基準ではありません。乳幼児からお年寄りまで、さまざまな人の体温の平均値として示された数値です。09でも述べましたが、発熱は37・5度以上と考えるべきで、予防接種の際に注射を見合わせる体温の基準値にもなっています。

体温は人により、高めの方、低めの方などそれぞれです。高めの方なら37度はなんでもないのかもしれませんが、最近、日本人に増えている体温が低めの方にはつらい状況かもしれません。

ですから、ぜひ、自分の平熱を知っていただきたいと思います。それには、一定の期間、毎日検温し、体の状態と照らし合わせてみるといいでしょう。

85 血圧は朝に測ったほうがよい？

答え ○

高血圧症はもちろん、動脈硬化や心筋梗塞などの循環器系疾患の予防と治療のためには、血圧測定が欠かせません。私は患者さんに、毎日2回、家庭で血圧を測定していただきます。

「家の血圧計ではあてにならない」「測るたびに数値が違うから信用できない」と最初はしぶっていた患者さんたちも、日々の血圧変動を目《ま》の当たりにすると、血圧測定の大切さをご理解されるようです。

血圧は1日のなかで、刻一刻《こくいっこく》と変動しています。基本的には就寝中は低く、明け方から朝にかけて上昇し、午前中は高めに推移しています。ただ、生活パターンにより、午後や夕方にかけて高くなるなど、さまざまなバリエーションが認められます。

それでは、1日2回の家庭血圧はどのタイミングで測定すればよいのでしょうか？

私は、起床1時間以内の排尿後と、就寝前のふたつのポイントで2回ずつ測定することをおすすめします。とくに、朝の測定が重要です。

また、測定値は、一般的に最初に測った血圧より2回めのほうが低くなります。このため、本来は「連続する2回の測定で、測定値の差が5ミリHg未満となる連続した2回の測定値の平均値を用いる」とされていますが、2回の測定値のうち、収縮期血圧（上の血圧、**86**参照）の低いほうの血圧値を、本来の血圧値として記録しておくように患者さんにはお願いしています。

なぜなら、家庭で血圧を測る場合、家事などで動いたり、トイレをがまんしたりしたあとや、「今日は高くないか」と心配しながら測ることが多いため、「血圧が上がる要因」はあっても「下がる要因」はほとんどないと考えられるからです。

血圧測定は一定の時間と一定の状況下で連続して行なえば、変動やバラツキの少ない数値を記録することができます。

ふだんから、自分の血圧を知っておけば、不十分な治療、あるいは不要な薬の処方を防ぐとともに、もしもの時に患者さん自身を救うことになるのです。ご家庭で毎日、血圧を測定することをおすすめします。

86 血圧の上下は離れているほうがよい？

答え ✕

「先生、上の血圧がいくら高くても、下が低ければだいじょうぶですよね」とか、「血圧は上と下の差があればあるほどいい状態なんですね」と診察室で患者さんに尋ねられ、愕然《がくぜん》とすることが少なくありません。

このような情報がいつの頃から、まことしやかに流れているのかわかりませんが、それを鵜呑みにしている方が多いことにもたいへん驚いています。

結論から言えば、これらの情報は大まちがいです。

血圧には収縮期血圧（上の血圧）と拡張期血圧（下の血圧）があり、この差を「脈《みゃく》圧《あつ》」と言います。そして、脈圧は大動脈の硬化が進むと大きくなることがわかっています。

したがって、患者さんの言う「上」と「下」の差が大きければ大きいほど、心筋梗塞などの心臓疾患や大動脈瘤《だいどうみゃくりゅう》などの血管疾患の発症リスクは高くなります。つまり、よい状態とは真逆のかなり危険な状態と言えるのです。

では、脈圧が大きいと、なぜ心臓や血管の疾患が起こりやすくなるのでしょう。

まず考えられるのは、脈圧が大きいほど、血液を押し出すポンプの役割を持つ心臓の負荷が大きくなること。

次に心臓に栄養を供給している冠動脈の血液は、おもに拡張期に流れます。脈圧が大きいと拡張期血圧が低下するので、冠動脈の血流量が減少し、十分な栄養を心臓が受けられないこと。

さらに、前述した大動脈の硬化がすでに進んでいる可能性が高いこと。以上の理由から、突然の疾患に襲われる可能性が高いと判断されます。

ただし、脈圧が危険視されるのは、収縮期血圧が高い場合です。仮に130ミリHg程度であれば、あまり気にすることはありません。また、脈圧の適正範囲はおよそ60ミリHg以内と考えられます。

このように、血圧には心臓や血管などの大切な情報が含まれているのです。

87 太っている人は採血しづらい？

答え ○

血液には体の情報が網羅されています。このため、病院では血液検査が不可欠ですが、採血で痛い思いをする方も少なくありません。

じつは「採血しづらい人」、「血管を見つけにくい人」がいるのです。採血は通常、肘《ひじ》の内側にある「肘正中皮静脈《ちゅうせいちゅうひじょうみゃく》」で行ないます。この静脈は比較的太く、表面近くを走っているので、皮膚の下に青く透《す》けて見えています。

ただ、太っている患者さんは、静脈が皮下脂肪に埋もれて見えにくいこともあります。この場合は、指で触って静脈を確認します。表面上、静脈が見えなくても、触ると太い静脈は確認できますが、太っている患者さんには、「採血しづらい方」が比較的多いと言ってもいいでしょう。

また、体格にかかわらず、肘正中皮静脈が細い方、深い場所を走っている方がいらっしゃいます。この方たちも、どちらかと言えば採血しづらい人たちです。

いっぽう、血管は老化が進むと硬くなります。注射針を硬くなった静脈に刺すのは、まるで楊枝《ようじ》をスパゲッティに刺すがごとく至難の業《わざ》です。血管はコロコロと逃げてしまい、注射針がなかなか刺さりません。さらに、血管はしなやかさを失っているため、仮に注射針が刺さった場合でも、注射針と血管壁にすきまができやすく、出血量が多くなります。

もし、採血しづらいグループに該当する方は、採血前に上腕から手のひらにかけて温めておくといいでしょう。手や腕が冷えていると血流が減り、静脈が細くなって採血しにくくなってしまっているからです。

ところで、いつも採血をされて痛い思いをする方は、採血している側の心理にも注意してください。たとえば、注射針を刺される時に「私、採りにくいですか?」とか「失敗しないでください」と言われると、採血者はストレスがかかり緊張します。

また、注射針の先をじっと見ていたり、むやみに怖がったりするのも、プレッシャーを与えてしまいます。逆に、「いつもこの場所で採っている」などと教えてあげると、採血がスムーズに進み、痛みを感じることも少なくなると思います。

88 尿検査で異常が出ない膀胱炎がある？

答え ○

1日数十回にも及ぶ頻尿と激しい残尿感、膀胱をえぐり取ってしまいたいほどの激痛に悩む女性が増加しています。「間質性膀胱炎」。聞き慣れない病気ですが、いまや100万人もの方が苦しんでいると推定されています。

この膀胱炎は、尿検査で細菌がまったく検出されません。このため、「原因不明の謎の膀胱炎」などとメディアでたびたび取り上げられました。

従来の膀胱炎は大腸菌が膀胱内へ侵入し、炎症を起こしたものです。男女別の発症頻度は、男性1に対し女性500と圧倒的に女性が多いのですが、これは、女性と男性の外性器や尿道の構造上の違いが原因です。

たとえば、尿道は男性のおよそ20センチに対し、女性は4センチと5分の1程度。しかも、尿道口と肛門が近いため、男性に比べると大腸菌の膀胱内への侵入を許しやすい構造です。このため、女性の2人に1人がかかると言われるほど、ある意味ではありふれた病気だと言えます。

ただ、大腸菌の感染が原因ですから、抗生物質を服用したり、大量の水分を摂取したりして、尿と一緒に膀胱から大腸菌を排出すれば早期改善も可能です。

半面、間質性膀胱炎は細菌感染症ではないので、抗生物質を飲んでも意味はありません。原因がわからないだけに、治療法も確定できず、症状を悪化させるケースが目立っていました。

ところが最近、ようやく原因が判明しました。それはストレスや細菌性膀胱炎などが原因でできた膀胱内の小さな傷です。その傷が、尿に溶け込んだ特定の飲食物の成分に絶えまなくさらされ、粘膜の下の「間質」と言われる層まで炎症が及び、激しい症状につながるのです。

特定の飲食物は個人ごとに異なります。コーヒー、お茶、ジュース、炭酸飲料などの水分、柑橘類などのくだもの、酢のものなど酸性のもの、あるいはカリウムを含むタマネギ、キュウリ、大豆製品、とうがらし、わさび、からしなどの香辛料など。

治療は刺激物を特定、排除することが一番ですが、なかなか難しいのが現状です。

11章 歯・口腔《こうくう》

89 虫歯は削らないと、どんどん悪化する？

答え ×

「削るべきか、削るのをやめるべきか」と判断に迷うような状態の虫歯であれば、削らなくてもいいと思います。それで、虫歯がどんどん悪化することはありません。要は削らない虫歯をどのように治療し、管理するかということです。

そのポイントのひとつは、歯の健康に対する意識の強さと生活習慣です。

もし、ふだんから歯磨きなどに気を使い、口腔ケアに努めている方なら、主治医の歯科医と今後の治療がうまく進められるのではないでしょうか。その場合は、削らずにじっくり治療をすればいいのです。

反対に歯科への通院に負担を感じていたり、歯の健康に関心がない方、さらには歯に悪影響を与える喫煙習慣や、間食が多い食習慣のある方は、いま削らなくても、やがて削ったり、抜歯をしたりすることになると思います。

ポイントのふたつめは唾液《だえき》の質と量です。唾液の量が多い方は、口の中をpH6程度の中性に保つことができます。さらに、唾液にはカルシウムが多いため、初期の虫歯なら自然に治ることがあるほどで、ある程度進んだ虫歯をさらに悪化させる心配はありません。

ところが唾液の量が少ないと、どうしても酸性に傾きます。酸は虫歯の元凶です。高血圧、心臓病、うつ病の薬を服用している方は、唾液の量が減ってしまうので、虫歯が進行する可能性が出てきます。

また、女性では生理や更年期、妊娠中はホルモンバランスが大きく変化します。すると唾液の成分じたいが変化して、酸性に傾くことが珍しくありません。過度のダイエットや寝不足、不規則な生活習慣、ストレスにも注意が必要です。

いずれにしても、もし、削ることに躊躇があるなら、無理に削ることはありません。歯科医と相談し、今後の治療計画や生活習慣などについて、アドバイスを受けることをおすすめします。

90 食事と甘いおかし、虫歯の危険性は同じ？

答え ○

「甘いものを食べ過ぎると虫歯になる」と思っている方が多いようです。

それでは、食事をたくさん食べたらどうなのでしょうか。じつは、どちらも歯に与える影響は変わらず、虫歯の発症リスクは同じです。

人間の口のなかには多くの細菌が棲んでおり、そのなかで虫歯の原因になるのが、「ミュータンス菌」と言われる細菌です。この菌は、口のなかの食べカスなどに含まれる糖質を栄養として繁殖し、歯の表面にネバネバした固まりを作り出します。このネバネバしたものが「歯垢」です。

糖質は、炭水化物とも言い換えられ、甘いものとふだんの食事も大差ありません。したがって、食事をすると、虫歯菌が歯間などに残った食べカスを分解し、酸を出します。このため、食後30分ほどは、歯のエナメル質が溶けやすい状態です。ところが、30分を過ぎる頃から唾液が優勢になり、**89**でも書いたように口内環境を中和し、カルシウムが歯の修復にかかります。

つまり、食事を摂ってもおかしを食べても、「溶かすと修復する」の関係は変わりません。食物の種類や、甘さも関係ありません。それより問題は、食べる回数です。食事や間食の回数が多ければ多いほど、「溶かす」回数が増えるため、「修復する」時間が少なくなってしまいます。

したがって、虫歯を予防するためには、ダラダラと何度も食べ続けるのをやめたほうがいいでしょう。間食をするなら、まとめて食べたほうが「溶かす」回数を減らせるので、歯のためにはいいのです。

気をつけなければならないのは、歯磨き後のナイトキャップ（就寝前のアルコール摂取）です。寝ている間は唾液の量が減っているので、寝る前にアルコールやジュースなどを飲むと「溶かす」ほうが優勢になり、虫歯リスクを高めるのです。

91 歯磨きは歯肉も一緒に磨くとよい？

答え ○

タイトルを見たら、「先生、いつから歯科医師になったのですか？」と言われそうですが、ここは肺炎予防についてのお話です。

肺炎は文字どおり、細菌により肺が炎症を起こす病気です。戦後激減したにもかかわらず、ここ20年で倍増し、最近は年間10万人以上の方が亡くなっています。細菌は、たんに炎症を起こすだけではなく、毒素を排出し、肺に穴を空けてしまいます。ここまで症状が進んでしまうと、膿《うみ》で肺がいっぱいになり、呼吸ができなくなったり、全身に菌が広がったりして、死に至る方が多くなるのです。

当時よりはるかに医学が進んでいるにもかかわらず、なぜ、肺炎が増加したのでしょう。その背景は、日本の高齢化が進み、体力のとぼしい高齢者が増加したことや、抗生物質に耐性を持つ細菌が増えてきたことなどです。

そして、いまも肺炎を引き起こす肺炎球菌に感染し、鼻やのどに棲みつかせている方が少なくありません。のどの奥には肺とつながる気道があります。もし、肺炎球菌がなんらかの理由で肺のなかに侵入し、増殖すれば、肺炎の発症は避けられませんが、喉頭蓋《こうとうがい》という気道を塞《ふさ》ぐ蓋《ふた》が、肺炎球菌の侵入を防いでいます。

喉頭蓋は本来、食物が食道を通過する時、すばやく気道を塞ぎ、食物の気道側への落ち込みを防ぐシャッターのような働きをしています。ところが、肺炎を発症する人は、シャッタースピードやタイミングにずれが生じ、細菌の侵入を許してしまうケースが多いとされています。

このようなずれを防ぐためには、司令塔である脳を絶えず活性化させておく必要があります。それには、神経の多い歯肉を刺激するといいのです。

歯磨きをする時に、歯と歯肉の境目に歯ブラシを当て、3～5分力を入れずに小刻みに歯ブラシを動かします。また、上顎《うわあご》や舌を含めた口全体を刺激すると、さらに効果が高まります。肺炎予防が歯磨きとは意外でしょうが、脳を活性化させるためにも、お試しになってみてはいかがでしょうか。

92 口内炎の特効薬はビタミンBである？

答え ✕

口のなかの粘膜にポツンとできた口内炎。経験のない方は、まずいないと思いますが、痛みもさることながら、食事のたびに気になってしかたがない、うっとうしくて仕事や家事に集中できないと誰もが感じるのではないでしょうか。

小魚などの骨や誤って頬《ほお》を嚙《か》んでできた小さな傷に、口中の常在菌が繁殖すると、炎症を起こします。ふつうは炎症を起こす前に、唾液により細菌が流されることが多いのですが、疲労やストレスにより唾液の量が減ると発症しやすくなります。また、口の粘膜は絶えず新陳代謝を繰り返しています。なんらかの理由で新陳代謝が低下すると、粘膜の表面が荒れ、さらに悪化すると潰瘍になります。これも口内炎です。

治療薬はおもにうがい薬と塗り薬を用います。うがい薬は口中の細菌の繁殖を抑えるために、殺菌成分が配合されています。口に含んで20秒ほどブクブクと口のなかを洗うイメージでうがいをすると、細菌を3分の1程度まで減らすことも可能です。

塗り薬には軟膏《なんこう》タイプ、液状タイプ、貼りつけタイプ、スプレータイプなどがありますが、ステロイド系の成分で免疫反応を抑え、痛みをやわらげるものと、殺菌消炎成分が配合された薬剤のふたつに大別されます。病院で処方される薬は前者、市販薬には後者が多いようです。いずれの塗り薬も用いる前に、うがい薬や洗口液で口内の細菌を駆除すると、さらに効果が高まります。

ところで、「口内炎にはビタミンB_2」とさかんに言われたことがありました。これは、ビタミンB_2欠乏症の研究で「口内炎ができやすくなる」と知られていたからです。ただ、ビタミンB_2が不足している方には効果が期待できますが、外傷などが原因の場合は意味がありません。専門家の研究によると、ビタミンB_2不足で口内炎を発症するケースは10～20％にとどまるそうです。

口内炎がいつまで経っても治らないので、検査を受けたら「口腔がん」だったというケースもあります。「白板症《はくばんしょう》」という前がん病変や口腔がんの初期症状を、口内炎とまちがえていたのです。少し変だな…と感じたら、急いで病院にかかるようおすすめします。

93 小顔の人は、睡眠時無呼吸症候群になりやすい？

答え ○

就寝中に何度も呼吸が止まる睡眠時無呼吸症候群は、従来いびきをかきやすい太った男性に多発すると考えられてきました。ところが最近の調査で、女性でも、やせていても発症することが確認されました。

女性の患者数は、50歳を境に増加します。海外の疫学調査では、同年代の男女比はほとんど変わらないとされました。女性は本来、女性ホルモン（プロゲステロン）が脳の呼吸中枢に刺激を与えるため、呼吸を安定させる機能は男性よりすぐれていると言われています。それが閉経によりプロゲステロンが減少すると、睡眠時無呼吸症候群にかかりやすくなってしまうのです。

睡眠時無呼吸症候群はこれまで、慢性的な睡眠不足や疲労感を背景に、「居眠り運転をして大きな事故を起こすのではないか」「仕事中に居眠りをするのではないか」といった不安症状にかられる方がほとんどでしたが、いまは、高血圧、糖尿病、脳卒中、心臓病などの身体症状の発症にも深くかかわっていると考えられています。

これは、無呼吸時の無酸素状態をリカバリーするために、呼吸が戻ると、体への大量の酸素の取り込みを一度に行ない、それを一晩中繰り返すことが原因ではないかと指摘されています。

酸素が急増すると血液中に「活性酸素」が発生し、全身の血管を傷つけます。その結果、循環器系疾患が発症すると考えられるのです。さらに、酸素急増の繰り返しは、夜間の血圧調整機能とインスリンの働きを弱め、高血圧と糖尿病を発症させると、最近の研究で報告されました。

いっぽう、肥満者の専売特許とも思われた睡眠時無呼吸症候群ですが、日本で行なわれた大規模な調査では43％が非肥満者で、とくに小顔の方に発症するケースが目立っています。

顎の小さい小顔の方は、もともと口腔内の容積が小さいために、舌が口の奥へ追いやられる傾向が強く、ほんの少し太っただけでも、舌根などに脂肪がついて、気道を塞いでしまうというわけです。

94 歯周病が脳梗塞、心筋梗塞を引き起こす？

答え ○

「あなたの歯茎《はぐき》、熟したトマトになっていませんか？」という声が、最近テレビから聞こえてきます。歯周病予防のための商品CMですが、歯周病を防ぐためには徹底的なブラッシングに勝るものはありません。

循環器の医師の私が、なぜ91に加えて歯磨きの話をするのかと思うかもしれませんが、じつは歯周病が心臓疾患をはじめ、さまざまな病気に大きくかかわっていることが多くの研究であきらかになっているからです。

厚生労働省の「歯科疾患実態調査」によれば、30〜50歳代の日本人の80％が歯周病と報告されています。いまや、歯周病は歯茎だけではなく、全身的な問題として意識せざるをえないのかもしれません。

歯周病は口のなかにひそむ1兆もの歯周病菌（偏性嫌気性菌《へんせいけんきせいきん》＝ポルフィロモナスギンギバリスなど）が、歯と歯茎の間のポケットに入り込み、深く潜行しながら、最終的には歯槽骨《しそうこつ》を溶かしてしまう病気です。歯は当然、抜け落ちます。

ただ、問題は歯が抜け落ちることだけではなく、歯周病が進むと体にさまざまな弊害が現われる可能性があることです。たとえば、歯周病菌が毛細血管から体のなかに入り込むと、頭痛、倦怠感などの全身の不調を引き起こすほか、心筋梗塞、狭心症、脳血栓、脳梗塞など循環器系の命にかかわる重大な病気の発症にもつながるのです。

心筋梗塞の確率は、歯周病のない方の3倍に跳ね上がるとされ、実際に心筋梗塞で亡くなった方の血管内の血栓を調べると、そこから歯周病菌が発見されたという報告が寄せられています。

歯周病は女性の健康と出産にも大きな影響を与え、歯周病の女性が妊娠すると、未熟児出産や早産を起こす確率を高めます。胎児は羊水中の「プロスタグランジン」という物質が一定量になった時に生まれるのですが、一部の歯周病菌が体内に入ると女性ホルモンの量を3倍に増やし、「プロスタグランジン」を急増させてしまうのです。

その結果、子宮が予定日より早く収縮して早産につながると考えられます。早産、未熟児出産の確率は歯肉が健康な人の7倍、定期的な飲酒者の3・5倍、高齢者出産の2倍になるとの報告も出ています。

いっぽう、従来は歯周病の促進因子と考えられていた糖尿病の発症に、歯周病菌が逆にかかわっている、という研究が進み、「歯周病を治療すると、血糖値が下がった」というデータも発表されています。このほか、誤嚥性肺炎《ごえんせいはいえん》、細菌性心内膜炎《さいきんせいしんないまくえん》などの発症にも歯周病菌が深くかかわっています。

歯周病の予防は、口のなかの歯周病菌を徹底的に駆除するしかありませんが、いまのところ、薬物などで一気に駆除することは不可能です。やはり、丹念な歯磨きに尽きます。

また、「喫煙者のほとんどが歯周病」と言われています。歯周病にすでにかかっている方は禁煙が必要です。さらに、過度のストレスなどにより、体の抵抗力が落ちると発症したり、症状を悪化させたりするのでご注意ください。

12章 ダイエット・肥満

95 肥満は遺伝する？

答え ○

結論から言えば、肥満体質は遺伝します。なぜ、遺伝するのか、まだ詳細なメカニズムはわかっていませんが、肥満に関しては、代謝や食欲中枢に作用する「肥満遺伝子」がいくつも発見されています。医学的にも「太りやすい体質」が存在することはあきらかです。

ただし、肥満体質を受け継いだすべての方が太っているわけではありません。やはり、遺伝要因よりも、食生活や運動習慣などを含めた外部要因が、肥満を発生させていると考えるべきだと思います。

高血圧などで来院される肥満気味の患者さんには、ダイエットをおすすめすることが多いのですが、なかには「先生、肥満は遺伝するんでしょ。ダイエットと言われてもねえ……」と、不満そうな患者さんもいます。「両親も兄弟も太っているから、ダイエットをしてもやせるわけがない」というわけです。

でも、それはまちがいです。家族全員がみな太っているのは、家族全員の食行動が似通っているからかもしれません。

たとえば、その患者さんのご家族は、鶏のから揚げ、焼き肉、ラーメン、スイーツなどが大好物で、毎日のように食卓に上げられているそうです。さらに、間食としてファストフードやスナック菓子を摂ることが多いとのことでした。

そのほか、全員が早食いで運動習慣がないという点でも共通しています。このような生活習慣を長年続けていれば、仮に遺伝的な肥満体質がなくても、高い確率で肥満体になるでしょう。

要は遺伝を隠《かく》れ蓑《みの》に、肥満の言いわけをしてはいけないということです。生活習慣のなかに肥満の原因が必ずあります。まず、生活習慣全般を改善することが大切でしょう。

なお、がんも肥満と同様に、外部要因により発症するものが多いのです。ですから、がんを増殖させる〝悪しき生活習慣〟を改善すれば、発症の可能性は低くなると覚えていただきたいと思います。

96 よく寝る人は太る？

答え ✕

「7～8時間睡眠を取る人の、肥満度がもっとも低い。5時間睡眠の人はその50％増。4時間以内は73％もアップした」

いきなりデータを紹介しましたが、これは睡眠時間と肥満の関係を調べた海外の研究報告です。日本人の健康診断を分析した研究でも、「睡眠時間が5時間以上の人に比べ、5時間未満の人は肥満しやすい」と同じような結果が報告されています。

よく寝る人のほうが太るというイメージを持っていた方には意外でしょうが、睡眠時間が短いほど肥満しやすい。つまり、寝不足は〝ダイエットの大敵〟なのです。

では、なぜ寝不足が肥満につながるのでしょうか？　起きている時間が長いほうがエネルギーの消費量も多く、肥満しにくいと考えるのがふつうです。じつは、睡眠時間が短いと「レプチン」と「グレリン」というふたつのホルモンバランスが崩れ、太りやすくなるのです。

レプチンは、脂肪細胞から分泌される食欲抑制ホルモンです。いっぽうグレリンは、胃で産生されるホルモンで食欲を増進する働きを持っています。つまり、このふたつのホルモンがほどよく働いていれば、食欲が高まることはありません。ところが、睡眠時間が短いとレプチンが減り、グレリンが増加するというのです。

先の研究では睡眠時間が5時間の人は8時間の人に比べ、レプチンが16％少なく、グレリンが15％も増えています。つまり、食欲が増加するということです。また、グレリンが多いと高脂肪食や高カロリー食を好むようになるようです。

読者のみなさんも徹夜仕事などが続くと、ふだんは食べないポテトチップやカップラーメンなどを無性に食べたくなることはありませんか？　もし、そうならレプチンとグレリンのバランスが崩れている可能性が高いのです。そのように冷静に考えると、食欲が抑えられるかもしれません。

ちなみに、睡眠不足が続いても2～3日ゆっくり寝ると、ホルモンバランスは正常に戻るそうです。安心してダイエットを続けてください。

97 下半身デブよりも上半身デブのほうが危険？

答え ○

肥満は、あらゆる病気の元凶と言われています。私の専門の循環器でも、肥満は塩分の過剰摂取、喫煙習慣とともに、大きなリスクファクターとしてとらえられています。

ただ、肥満と一口に言っても、とくに問題となるのは、「内臓脂肪型肥満」です。以前は〝リンゴ型肥満〟と言われたような、腹まわりを中心に脂肪をベッタリつけたタイプです。上半身デブとも言われ、比較的男性に多いのが特徴です。

下半身デブは「皮下脂肪型肥満」です。臀部《でんぶ》から下肢にかけて脂肪が蓄積するので〝洋ナシ型肥満〟とも言われ、女性に多いタイプです。

それでは下半身デブと上半身デブ、どちらが問題かと問われれば上半身デブでしょう。上半身デブは、腹腔のなかに黄色い脂肪を大量に溜め込み、各臓器にも脂肪がベッタリ付着しています。ＣＴスキャンで、へそ付近の輪切り画像を見たことはありませんか？　まさに内臓脂肪型と言うにふさわしいほど内臓内の脂肪を確認できます。

そしてこの脂肪は、動脈硬化をうながしたり、インスリン抵抗性を増したりする有害なホルモン（ＰＡＩ－１やＴＮＦ－α）を分泌します。ＰＡＩ－１は脳卒中、心筋梗塞、ＴＮＦ－αは糖尿病を引き起こすほか、肝臓をはじめとするあらゆる臓器に付着して機能障害を起こします。

いっぽう、下半身についている皮下脂肪は、動脈硬化や糖尿病を予防するアディポネクチンというホルモンを分泌しています。このため、皮下脂肪型肥満の方は血液検査で血糖やコレステロール、中性脂肪などの脂質にあまり異常が認められません。内臓脂肪を〝悪玉脂肪〟とするなら、皮下脂肪は〝善玉脂肪〟と言えるでしょう。

もし、内臓脂肪型肥満と診断された時は、ぜひ、ダイエットに励んでください。それも、たんに体重を落とすのではなく、内臓脂肪の減量を意識してください。内臓脂肪はウォーキングなどの有酸素運動を行なうと、皮下脂肪よりも比較的簡単に落とすことができます。

98 パン食のほうが、ご飯食よりもやせる？

答え ✕

ダイエットを実行している方がいつも頭を悩ませるのは、主食に何を持ってきたらいいかということではないでしょうか。最近も「ローカーボ・ダイエット」など、炭水化物をなるべく摂らないようにする減量法が流行りました。

私の患者さんにも、このダイエットを行なった方がいらっしゃいますが、「朝夕の食事は野菜や、タンパク質を多く含む肉や魚を食べればいい。でも、麵類や丼ものですませていた昼食が困った……」とおっしゃっていました。

結局、失敗に終わったようですが、やはり炭水化物を含めたバランスのよい食事を基本に、適度な運動を取り入れることがダイエットを成功させる秘訣でしょう。

そこで、主食に何を選ぶかですが、パンよりもご飯をおすすめします。ご飯は太ると言われています。たしかに、低カロリーではないので、食べ過ぎには注意が必要です。ただ、パン食よりはダイエットを成功させやすいのではないかと思います。

たとえば、茶碗に軽く盛ったご飯は、およそ160キロカロリーです。これに対して6枚切りの食パン1枚も160キロカロリーです。ただ、パンはトーストにしてもバターやジャムを塗って食べる方がほとんどではありませんか？　このカロリーも無視できませんし、おかずも洋食系の脂質の多いものがほしくなるのではないでしょうか。

ご飯は比較的あっさりしたおかずがあれば、食べられます。納豆、豆腐、ひじき、わかめなど大豆食品や海藻類、さらに魚の干物など、低カロリーでビタミン、ミネラルに富んだ食品がおかずとしてピッタリです。

さらに、ご飯は、お粥《かゆ》、雑炊、焼き飯など多彩なバリエーションで調理可能です。ほとんどカロリーのないキノコとコンニャクなどを使って、炊き込みご飯を作ってもよいでしょう。

もし、ストレスの少ない長期的なダイエットを目指すのであれば、ご飯がいいと思います。

99 やせている人よりも「ちょい太」のほうが長生き？　答え○

最後に、人間の寿命と体格の関係についてご説明しましょう。いくら食べてもやせている人がいるかと思えば、少し食べただけで太ってしまう人もいます。ところで、やせた人と肥満の人、どちらが長生きすると思いますか。

寿命と体格の関連性は、これまであきらかにされていませんでしたが、40歳時点の体格で太りぎみ、いわゆる「ちょい太」の人がもっとも長命であることが、厚生労働省の研究班の大規模調査でわかりました。

宮城県内の40歳以上の住民約5万人を対象に、12年間の調査を行ない、体の太さの指標となるＢＭＩ（ボディー・マス・インデックス）ごとに、40歳時点の平均余命を分析しました。

その結果、普通体重（ＢＭＩ18・5以上25未満）の男性が39・94年、女性49・97年なのに対し、太りぎみ（同25以上30未満）の男性は41・64年、女性48・05年と長命でした。しかし、さらに太っている肥満（同30以上）に分類された人は、男性39・41年、女性46・02年とやや短めでした。

そして驚いたことに、「スリム＝長生き」と思いきや、やせている人（同18・5未満）は、男性34・54年、女性41・79年ともっとも短命という結果でした。

結局、もっとも長生きだったのは、ちょい太（太りぎみ）の人で、やせている人より6〜7歳も平均余命が長かったのです。この結果は、病気でやせている人を除いて再検討しても、変わりませんでした。

喫煙が健康に悪いことは周知の事実ですが、喫煙による体重減少効果があることもたしかです。やせている人には、喫煙者が多かった可能性もあります。さらに、やせている人は感染症にかかりやすいという説もあり、このことが短命原因のひとつなのかもしれません。

ちなみに、同研究で医療費の負担を調べたところ、太っているほど重くなり、やせている人の1・3倍かかるとのことでした。やはり太り過ぎには注意し、健康寿命を延ばしたいものです。

●血糖値　基準値：70〜110mg/dl未満

糖尿病の重要な判定基準のひとつ。血糖値は食後に高くなるため、一般的には朝起きてから何も食べていない状態で採血して調べる。早朝空腹時の検査で110mg/dl以上は要注意。

●尿酸値(UA)　基準値：7.0mg/dl未満

尿酸とは「プリン体」が分解、代謝され、産生される老廃物のこと。痛風などの原因になる。この数値が7.0mg/dlを超えると高尿酸血症と診断され、尿酸の結晶化(痛風発作や尿路結石)が生じやすくなる。

●白血球　基準値：3300〜9000/μl

細菌などの異物が体に入ってくると、その異物を自らのなかに取り込むなどして無害化する免疫細胞のひとつ。細菌感染症などの病気にかかっている時は、血液中の白血球数が増加する。逆に、ウイルス感染の初期や骨髄の造血機能の低下などがあると減少する。

●ヘマトクリット値(Ht)

基準値：男性は38.0%〜50.0%　女性は34.0%〜45.0%

「ヘモグロビン濃度」「赤血球数」とともに貧血を調べるために必要な検査。ヘマトクリット値とは、一定量の血液中に含まれる赤血球の割合。ヘマトクリット値が低ければ、血液が薄いということを意味し、貧血が疑われる。逆に、高ければ多血症や脱水などが疑われる。

【付録①】健康診断 知っておきたい検査項目

●GOT　基準値：10〜40 IU/L

肝臓を中心に心臓、筋肉内に存在する酵素。検査数値が高い場合は肝炎のほか、強い胸痛があれば心筋梗塞などが疑われる。また、強い運動による筋肉の炎症により、検査値が上がることもある。

●GPT　基準値：8〜44 IU/L

肝細胞に多く含まれる酵素。肝細胞がなんらかの理由で壊れると、血液中に流出する。この数値が高ければ高いほど肝炎などにより、たくさんの肝細胞が破壊されていることになる。GOTに比べて運動の影響を受けにくい特徴がある。

●γ-GTP　基準値：0〜50 IU/L

肝臓に多く存在する胆道系酵素。アルコールに敏感に反応する性質を持つため、アルコール性肝障害の診断には不可欠な検査。飲酒習慣のある人の約50%、また、なんらかのアルコール性肝障害がある人のほぼ100%は、この数値が上昇する。

●LDH　基準値：ピルビン酸を基質とした場合の基準範囲は200〜400 IU/L前後

LDHは、乳酸の反応を調整する酵素。身体組織中に広く分布するため、検査値の上昇はいずれかの組織に異常があることを示す。心臓、肝臓疾患、白血病などの悪性疾患の診断に利用する。

●中性脂肪（TG）　基準値：35〜150mg/dl未満

この検査値が150mg/dlを超えると脂質異常症と診断される。心筋梗塞、脳梗塞などの原因となる動脈硬化を引き起こす。メタボリックシンドロームの診断基準のひとつ。

●1週間禁酒してから受けると…

こうなる☞ GOT、GPT、γ-GTP、尿酸値、中性脂肪、血糖値は、禁酒により次第に低下する。とくにアルコールに敏感に反応するγ-GTPは、約2週間の禁酒で半分程度になる。ただし、アルコール性の肝炎や脂肪肝になっていると、正常化するまでに2～3カ月の禁酒が必要。

●前日のスポーツで筋肉痛の時に受けると…

こうなる☞ 筋肉の炎症があると、敏感に反応するGOTのほか、LDH、尿酸値などが上昇する。

●激しい運動をした直後に受けると…

こうなる☞ GOT、LDH、尿酸値、血糖値などが上昇。また、大量に発汗した場合は脱水状態となり、ヘマトクリット値は上昇し、尿比重が高くなる。血圧は上昇(脱水や血管の拡張が起これば低下)、心拍数は増加傾向を示す。

●風邪を引いている時に受けると…

こうなる☞ GOT、GPT、血糖値、白血球が増加(ウイルス感染初期には減少)する。脱水状態になれば、ヘマトクリット値が上昇し、尿比重は高くなる。血圧は上昇(脱水状態であれば低下)し、心拍数は増加する。

●健康診断中に緊張すると…

こうなる☞ 血圧が上昇し、心拍数は増加する。心電図で「頻脈」として異常と判定されることもある。機能的な(病的ではない)心雑音が増強する場合もある。

【付録②】健康診断 これをすると… 要注意10カ条

●朝食を食べて受けると・・・

こうなる☞ 朝食の食材に含まれる中性脂肪や糖分がすみやかに吸収され、血液中の中性脂肪と血糖値が上昇し、高い値となる。

●水分を取らずに尿検査を受けると・・・

こうなる☞ 視覚的には尿の色が濃くなる。検査値では、尿のなかの水分と塩化ナトリウムや尿素など、水分以外の物質の割合を算出した尿比重が高くなる。

●注射の前に水を飲まないと・・・

こうなる☞ 脱水により血管がしぼみ、血管を見つけにくくなり、注射針を血管に刺すことが困難になる。

●完全に飲まず食わずで受けると・・・

こうなる☞ 尿酸値が増加。脱水によりヘマトクリット値が上昇、血圧は低下、心拍数は増加傾向となる。尿比重は高くなる。

●前日にお酒を飲んで受けると・・・

こうなる☞ アルコールに敏感に反応しやすいGOT、GPT、γ-GTP、尿酸値、中性脂肪、血糖値などが上昇。アルコールの末梢血管拡張作用や利尿作用により、血圧が低めになる。血圧が下がることとアルコールの直接作用により、心拍数は多めに計測される。

参考文献

『知って得！　正しい医学知識』池谷敏郎・著（成隆出版）
『血管力』池谷敏郎・著（成隆出版）
『病気にならない新常識72』秋津壽男・著（法研）
『医者以前の健康の常識』平石貴久・著（講談社）
『痛風はビールを飲みながらでも治る！』納光弘・著（小学館）
『ねぎを首に巻くと風邪が治るか？』森田豊・著（角川ＳＳＣ新書）
『医学・健康常識を疑え』石原結實・著（廣済堂出版）
『お医者さんが話せない間違いだらけの健康常識』米山公啓・著（永岡書店）
『肝機能の数値が悪く肝臓の重い病気が気になる方へ』広岡昇・著（主婦と生活社）
『最新漢方実用全書』丁宗鐵・著（池田書店）
『ササッとわかる最新「花粉症」治療法』大久保公裕・著（講談社）
『Ｍｙ　Ｄｏｃｔｏｒ　前立腺肥大　がん』（毎日新聞社）
『Ｍｙ　Ｄｏｃｔｏｒ　糖尿病』（毎日新聞社）

『Ｍｙ Ｄｏｃｔｏｒ 花粉症』（毎日新聞社）
『きょうの健康』（ＮＨＫ出版）
『Ｆａｉｔｈ』２００８年創刊号（田辺三菱製薬）
『妊婦と内科疾患』（帝国臓器出版）

ｗｅｂ資料

『ためしてガッテン』（ＮＨＫ） http://www.nhk.or.jp/gatten/

本書は祥伝社黄金文庫のために書下ろされた。

一〇〇字書評

切り取り線

購買動機（新聞、雑誌名を記入するか、あるいは○をつけてください）

- □（　　　　　　　　　　　　）の広告を見て
- □（　　　　　　　　　　　　）の書評を見て
- □ 知人のすすめで
- □ タイトルに惹かれて
- □ カバーがよかったから
- □ 内容が面白そうだから
- □ 好きな作家だから
- □ 好きな分野の本だから

●最近、最も感銘を受けた作品名をお書きください

●あなたのお好きな作家名をお書きください

●その他、ご要望がありましたらお書きください

住所	〒		
氏名		職業	年齢
新刊情報等のパソコンメール配信を 希望する・しない	Eメール	※携帯には配信できません	

あなたにお願い

この本の感想を、編集部までお寄せいただけたらありがたく存じます。今後の企画の参考にさせていただきます。Eメールでも結構です。

いただいた「一〇〇字書評」は、新聞・雑誌等に紹介させていただくことがあります。その場合はお礼として特製図書カードを差し上げます。

前ページの原稿用紙に書評をお書きの上、切り取り、左記までお送り下さい。宛先の住所は不要です。

なお、ご記入いただいたお名前、ご住所等は、書評紹介の事前了解、謝礼のお届けのためだけに利用し、そのほかの目的のために利用することはありません。

〒一〇一‐八七〇一
祥伝社黄金文庫編集長　吉田浩行
☎〇三（三二六五）二〇八四
ohgon@shodensha.co.jp

祥伝社ホームページの「ブックレビュー」からも、書けるようになりました。

http://www.shodensha.co.jp/bookreview/

祥伝社黄金文庫

ここ10年《ねん》で、これだけ変《か》わった！　最新医学常識《さいしんいがくじょうしき》99

平成23年3月20日　初版第1刷発行
平成23年5月30日　　　第4刷発行

著　者　池谷敏郎《いけたにとしろう》

発行者　竹内和芳

発行所　祥伝社《しょうでんしゃ》

〒101－8701
東京都千代田区神田神保町3－3
電話　03（3265）2084（編集部）
電話　03（3265）2081（販売部）
電話　03（3265）3622（業務部）
http://www.shodensha.co.jp/

印刷所　堀内印刷

製本所　ナショナル製本

Printed in Japan　©2011, Toshiro Iketani　ISBN978-4-396-31538-2 C0147

祥伝社黄金文庫

三石　巌
医学常識はウソだらけ
コレステロールは〝健康の味方〟? 貧血には鉄分ではなくタンパク質!? 医学の常識はまちがっている?

三石　巌
脳細胞は甦《よみがえ》る
アインシュタインの脳に多く存在した物質、大豆や卵がボケを防ぐ……分子栄養学が明かす活性化の原理。

済陽高穂《わたようたかほ》
がんにならない毎日の食習慣
先進国で日本だけが急増中のがん。食事を変えれば、がんは防げることを臨床から実証！その予防法とは？

光岡知足
腸内クリーニングで10歳若くなる
〝腸内善玉菌〟を増やし、腸をきれいにする「腸内クリーニング」。これで健康で若々しいからだが手に入る！

斎藤洋一
奇跡の丹田《たんでん》呼吸法
〝丹田呼吸法〟はお釈迦様が心身を丈夫にされ、悟りを開くもとになった呼吸法―体のすみずみまで元気に。

幕内秀夫
ごはんで勝つ！
健康は気になるが時間がない。健康法は試すが長続きしない。苦労しないで健康になりたいあなた、必読！